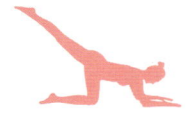

다이어트보다 쉽고 빠른
예쁜 다리
스트레칭

다이어트보다 쉽고 빠른
예쁜 다리 스트레칭

초판 1쇄 발행	2011년 4월 26일
개정판 1쇄 발행	2017년 2월 4일

지은이	신정애
발행인	김난희

운동모델	송다은
운동지도	조태용
의상협찬	락웨어
사진	튜브스튜디오
디자인	아르떼203

펴낸곳	도어북
출판등록	2008년 4월 23일 제313-2009-170호
주소	서울시 마포구 방울내로7길 45 (우)03955
전화	02-338-0117
팩스	02-338-7160

ⓒ 신정애, 2011 / 2017
ISBN 978-89-962997-7-6 13000

일원화 공급처	(주)북새통
주소	서울시 마포구 방울내로7길 45 (우)03955
전화	02-338-0117
팩스	02-338-7160

● 이 책은 『걸그룹 다리 만들기』 개정판입니다.
● 이 책은 도어북이 저작권자와의 계약에 따라 발행한 것으로, 본사의 서면 허락 없이는 어떠한 형태나 수단으로도 이 책의 내용을 이용할 수 없습니다.
● 잘못된 책은 구입한 서점에서 교환해 드립니다.

다이어트보다 쉽고 빠른

예쁜 다리 스트레칭

신정애 지음

10 weeks

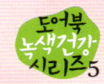

도어북

서문

각선미와 자신감을 되찾아주는
10주간의 행복한 스트레칭

　　체형이 서구화되면서 여성들의 패션도 많이 달라졌습니다. 예전에는 말랐다고 할 만큼 호리호리하고 날씬한 사람이 각광받았던 것에 비해 요즘은 몸집이 큰 사람은 큰 사람대로, 살이 찐 사람은 또 살이 찐 대로 자신의 개성을 살려서 옷을 입습니다. 자신감만 있다면 옷을 입고 자신을 드러내는 데 체격이 문제되지는 않는 것 같습니다. 실제로 조금 굵더라도 쭉 뻗은 다리를 보면 비욘세처럼 건강미과 섹시한 매력을 느낄 수 있습니다.

　　하지만 다리가 휜 여성들은 다리를 드러내는 것을 꺼려합니다. 다리가 휜 것은 신체적 결함으로 여겨지기 때문입니다. 그래서 어떻게든 감추려고 하죠. 휜 다리는 다이어트로도 해결할 수 없는 문제니까요. 하지만 우리나라 사람 93%는 다리가 휘었다고 합니다. 그 정도에 차이가 있을 뿐 마네킹처럼 곧게 쭉 뻗은 다리는 그리 많지 않은 것이죠.

　　한의원에서 '휜다리클리닉'을 운영하다보니 휜 다리 때문에 고민하는 여성이 생각보다 많다는 데 놀라곤 합니다. 습관이나 운동 치료를 통해 얼마든지 바로잡을 수 있다는 것을 모른 채 많은 여성들이 마음의 고통을 겪고 있는 것이죠.

　　'휜다리클리닉'에 방문한 여성들은 다리 교정이 엄청난 수술을 해야만 가능한 일인 줄 알고 있다가 생각보다 짧은 시간 안에 운동치료를 통해 달라질 수 있다는 소식에 너무 기뻐서 찾아왔다고들 말합니다. 그리고는 3개월이 채 안 돼 만족스런 얼굴로 치료를 마치고 돌아가죠. 이들도 처음에는 체조나 교정치료를 통해 다리를 곧게 만들 수 있다는 얘기를 안 믿었다고 합니다. 하지만 무릎이 벌어진 정도가 10센티미터 안팎이라면 얼마든지 교정치료가 가능합니다. 외과적 수술이 필요한 경우는 극소수일 뿐이죠.

　　진짜 문제는 휜 다리가 비단 아름다움과 관련된 문제만은 아니라는 것입니다. 우리 몸의 골격은 모두 유기적으로 연결되어 있습니다. 골반을 중심으로 하여 위로는 척추와 경추, 어깨, 턱, 아래로는 엉덩이관절과 무릎, 발목, 발끝까지 하나의 거대한 구조를 이루고 있죠. 그러니 어느 한 곳이 무너지면 몸 전체가 영향을 받게 됩니다.

　　휜 다리는 근골격계 여러 질환과 체형변화의 원인이 되는데요, 다리가 휘면 다리 안쪽과 바깥쪽의 근육이 비정상적으로 발달하게 됩니다. 휜 모양에 따라 자세나 사용 습관이 달라지기 때문에 근육 역시 그 방향을 따라 변형되는 것이죠.

가장 흔한 것은 골반의 비틀림입니다. 골반이 틀어지면 양쪽 엉덩이관절의 높이가 달라지고 무릎과 발목의 균형이 깨지게 됩니다. 또 골반이 전체적으로 넓어지면 O자형 다리가 나타나고, 골반 좌골이 넓어지면 X자형 다리가 나타나기 쉽습니다. 이 상태를 방치하면 척추가 휘게 되고 양쪽 어깨와 좌우 턱의 균형까지 깨질 수 있습니다. 휜 다리 교정은 말 그대로 전신건강을 위한 '치료' 개념에서 접근해야 하는 것이죠.

『예쁜 다리 스트레칭』에서 소개해 드리는 프로그램은 몇 년 전 '걸그룹 다리 만들기'라는 타이틀로 큰 인기를 얻은 바 있습니다. 일본, 중국, 대만 등지에 판권을 수출하기도 했습니다. 이 책에 대한 출판계의 관심과 독자들의 사랑은 운동 프로그램의 효과를 반증해주는 것이라고 생각합니다. 홈 트레이닝만으로 최대한 전문 클리닉의 효과를 구현해야 한다는 생각에 동작 하나하나 신중하게 구성한 프로그램이라 그만큼 효과가 있는 게 아닌가 싶습니다.

휜 다리 교정을 위해 클리닉에서는 체형 추나요법이나 슬링운동을 비롯한 각종 기구 치료를 시행합니다. 하지만 무엇보다 중요한 것은 잘못된 생활습관을 바로잡고 꾸준히 스트레칭을 실시하는 것입니다. 대부분의 휜 다리는 잘못된 자세와 생활습관 때문에 오기 때문입니다.

이 책에서 소개하는 프로그램은 이처럼 잘못된 자세나 생활습관을 바로잡아 하지관절을 건강하고 바르게 정렬하는 데 초점이 맞춰져 있습니다. 다리 모양에 따른 맞춤 프로그램과 생활체조까지 갖추고 있으니 이 정도면 전문 클리닉에서 교정하는 것 못지않은 효과를 얻을 수 있을 것이라고 생각합니다. 덧붙여 힙업체조를 보강해 다리를 더욱 길어 보이게 만들 수 있도록 배려했으니 적극적으로 활용하시기 바랍니다.

특히 이 책의 독자들을 위해 새롭게 구성한 '10주 단기 완성 프로그램'은 교정효과를 극대화할 수 있도록 구성된 강도 높은 운동입니다. 하지만 자신의 체력과 운동능력에 맞춰 단계적으로 난이도를 높여갈 수 있도록 구성되어 있기 때문에 곧고 아름다운 다리를 갖겠다는 의지와 신념만 있다면 얼마든지 성공할 수 있을 것입니다.

연예인들의 마네킹 같은 다리를 보며 부러워만 하고 있었다면 이제는 보다 적극적으로 자신에게 투자해보세요. 다리는 생각보다 빨리 투자한 보람을 돌려준답니다. 10주간의 노력으로 패션의 자유를 누릴 수 있다면 망설일 이유가 없지 않을까요? 오늘 바로 시작해보세요. 아름다운 다리 라인은 물론 자신감과 건강까지 얻게 되실 겁니다.

2017년 2월

신정애

차례

서문 _ 각선미와 자신감을 되찾아주는 10주간의 행복한 스트레칭 • 4

프롤로그 _
예쁜 다리, 다이어트보다 쉽고 빠른 방법

우리나라 사람 93%는 다리가 휘었다 • 12
휜 다리 방치하면 스타일에 건강까지 망친다 • 14
습관을 바꾸면 다리 모양이 달라진다 • 16
발을 괴롭히는 신발이 다리까지 망친다 • 18
내 다리 모양 정확하게 확인하기 • 20
다이어트 vs. 수술 vs. 교정 스트레칭 • 24
스트레칭 효과 증가시키는 경혈마사지 • 28

Part 1
예쁜 다리 스트레칭

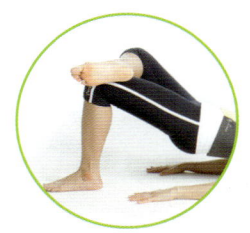

Section 1 _ 엉덩이관절
옆으로 누워 한 다리 위로 뻗어 올리기 • 32
옆으로 누워 바닥쪽 다리 들어올리기 • 33
바닥에 누워 한쪽 무릎 끌어당기기 • 34
바닥에 엎드려 다리 구부려 들어올리기 • 35
바닥에 누워 한쪽 다리 걸치고 허리 들어올리기 • 36

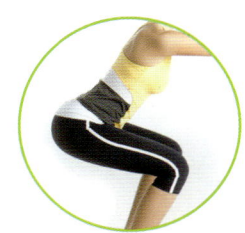

Section 2 _ 무릎관절
한 다리 옆으로 내딛고 팔 뻗어 올리며 무릎 굽히기 • 37
무릎 구부려 자세 낮추며 팔 들어올리기 • 38
다리 교차시킨 채 상체 앞으로 숙이기 • 39
다리 들어올려 뒤꿈치 힘으로 엉덩이 들어올리기 • 40
바닥에 엎드려 한쪽 발목 잡아당기기 • 41

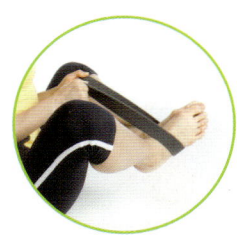

Section 3 _ 발목관절
한쪽 발 받침대에 걸치고 상체 숙이기 • 42
발바닥에 체중 분배하며 뒤꿈치 들어올리기 • 43
발바닥에 벨트 걸고 한쪽 발목 잡아당기기 • 44
양쪽 발 맞대서 벨트 걸고 다리 들어올리기 • 45
두 손으로 벽 짚고 서서 팔굽혀펴기 • 46

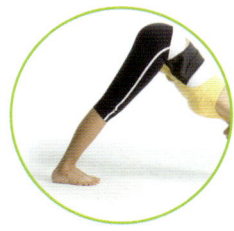

Section 4 _ 잔근육
다리 옆으로 벌리고 앉아 발등 잡기 • 47
옆으로 누워 위쪽 다리 뻗어 올리기 • 48
옆으로 누워 바닥쪽 다리 들어올리기 • 49
다리 펴고 엎드려 목 안으로 끌어당기기 • 50
고양이 자세로 엎드려 다리 뻗어 올리기 • 51

Part 2

밖으로 휜 O자형 다리

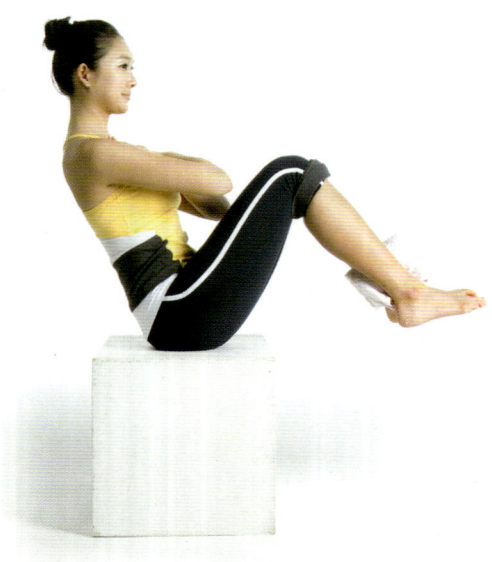

Section 1 _ O자형 다리 맞춤 프로그램
뒤꿈치 붙이고 엉덩이 들어올리기 • 54
벽에 기대서서 뒤꿈치 붙이고 자세 낮추기 • 55
한 다리 옆으로 내딛어 무릎 굽히기 • 56
무릎 안쪽으로 짐볼 누르며 자세 낮추기 • 57
발목 안쪽에 수건 말아 넣고 다리 들어올리기 • 58

Section 2 _ O자형 다리 데일리 생활체조
의자에 앉아서 양발로 V자 만들며 무릎 붙이기 • 59
무릎 위에 한 다리 걸치고 손으로 누르기 • 60
발목 바깥쪽으로 돌려 끌어당기기 • 61
한 뒤로 다리 뻗어 발 안쪽 대고 누르기 • 62
벽에 기대서서 뒤꿈치 붙이고 자세 낮추기 • 63
• O자형 다리 금기 자세 • 64

Part 3

안으로 휜 X자형 다리

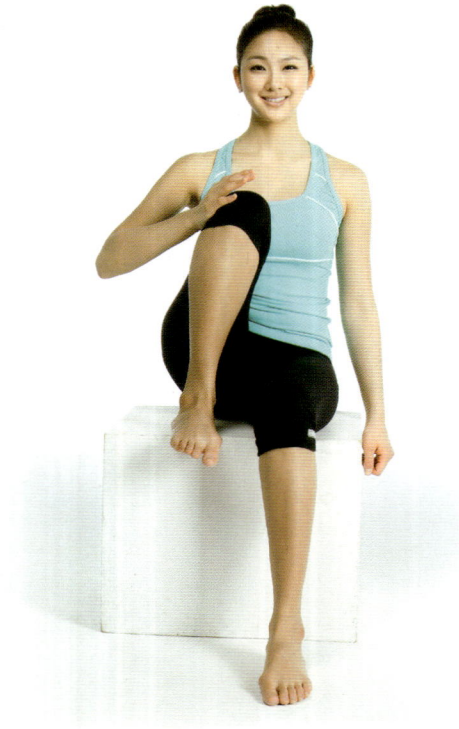

Section 1 _ X자형 다리 맞춤 프로그램
엄지발가락 붙이고 엉덩이 들어올리기 • 68
벽에 기대서서 엄지발가락 붙이고 자세 낮추기 • 69
발목 안으로 돌리고 서서 무릎 굽히기 • 70
발바닥에 체중 분배하며 뒤꿈치 들어올리기 • 71
무릎 안쪽에 수건 말아 넣고 다리 들어올리기 • 72

Section 2 _ X자형 다리 데일리 생활체조
의자에 앉아 엄지발가락 맞대고 힘주어 밀기 • 73
한 다리 의자 위에 올리고 안쪽으로 밀며 버티기 • 74
발목 안쪽으로 돌려 끌어당기기 • 75
벽 짚고 서서 발목 들어올리기 • 76
벽에 기대서서 엄지발가락 붙이고 자세 낮추기 • 77
• X자형 다리 금기 자세 • 78

Part 4

10주 단기 완성 프로그램

다리 유형별 교정운동 가이드 • 82
관절별 스트레스지수 체크하기 • 83
10주 완성 프로그램 동작 가이드 • 84
10주 완성 프로그램 실천 가이드 • 85
10 Weeks Program Ⅰ _ O 자형 다리 • 86
10 Weeks Program Ⅱ _ X 자형 다리 • 88

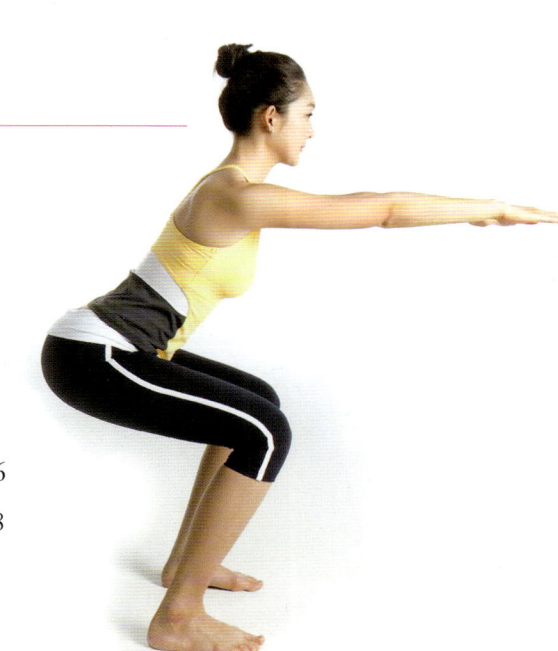

부록_

다리가 길어 보이는 힙업체조

바닥에 누워서 허리 들어올리기 • 92
바닥에 엎드려 다리 구부려 들어올리기 • 93
고양이자세로 엎드려 다리 뻗어 올리기 • 94
한쪽 다리 걸치고 누워서 엉덩이 들어올리기 • 95
한 다리 옆으로 내딛고 팔 뻗어 올리며 무릎 굽히기 • 96

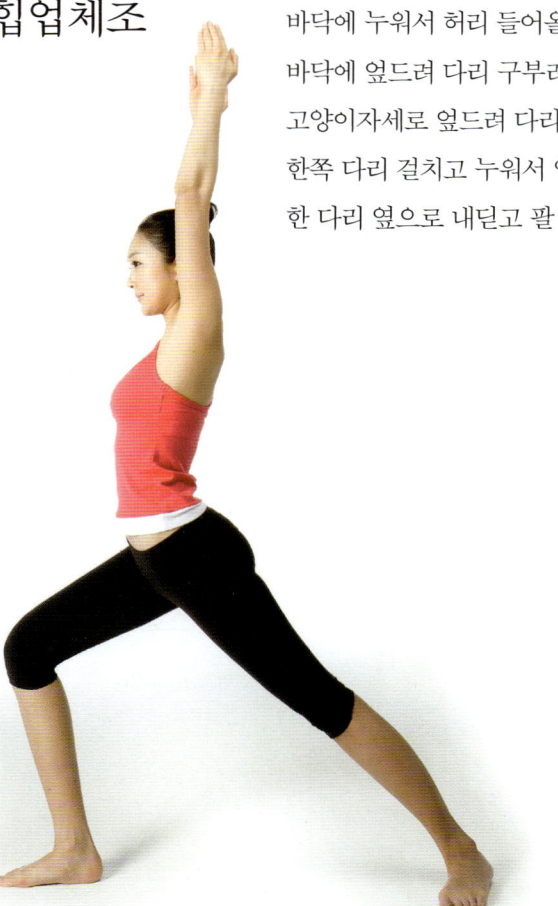

프롤로그

예쁜 다리,
다이어트보다
쉽고 빠른 방법

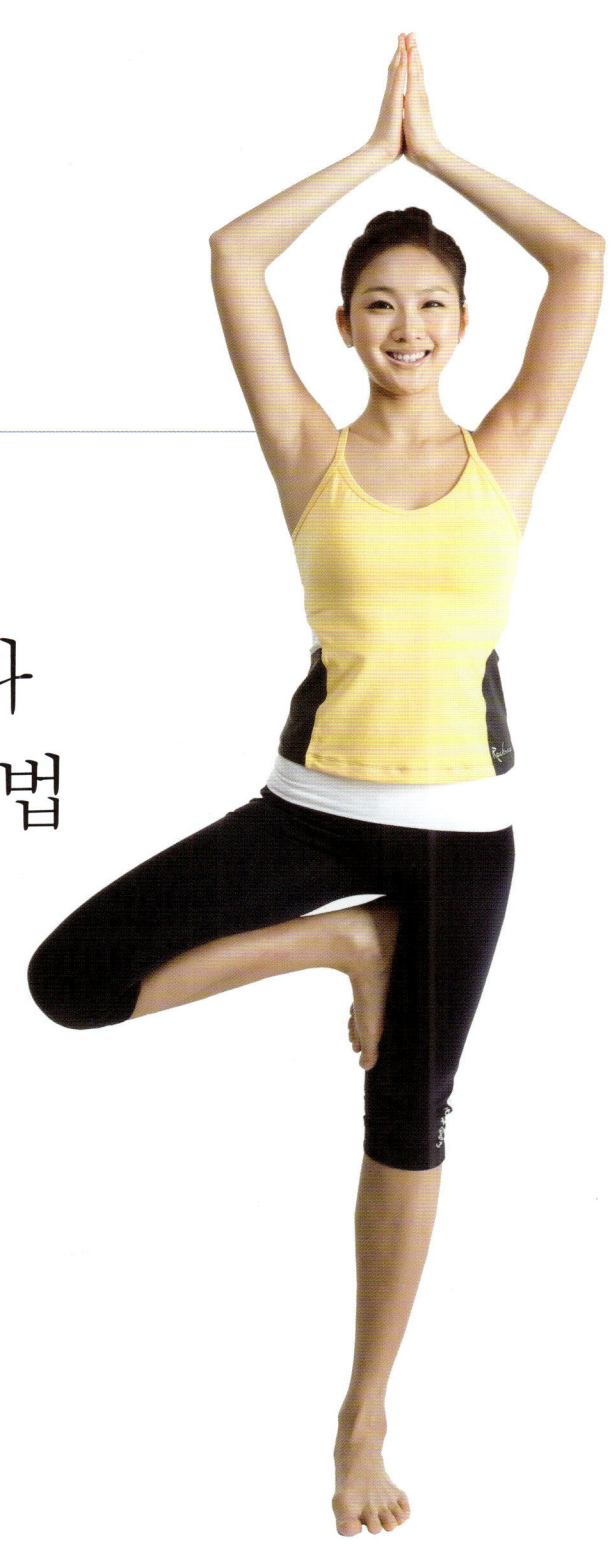

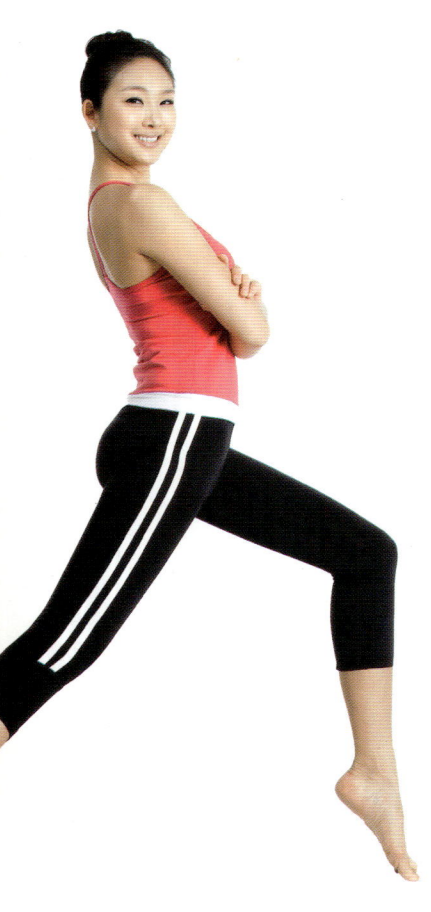

우리나라 사람 93%는 다리가 휘었다

"내 다리는 특별히 예쁘지는 않지만 휘진 않았어!"
이렇게 얘기해본 적이 있는가. 정말로 그럴까? 정말로 당신 다리는 휜 곳 없이 미끈하게 빠졌을까? 결코 장담하지 마라. 당신의 다리가 휘었다는 사실을 당신만 모르고, 당신 친구들은 다 알고 있을지도 모른다.

우리나라 사람 93%는 다리가 휘었다

통계를 보면, 우리나라 사람의 93퍼센트는 다리가 휘었으며, 나이가 들수록 그 정도가 심해지고 있다. 실제로 연예인들처럼 쭉 뻗은 다리를 길거리에서 구경하기란 쉽지 않은 일이다. 이들은 대부분 태생적으로 길고 곧은 골격을 갖고 태어나지만 흠잡을 데 없이 미끈한 다리를 만들기 위해 전문적인 관리를 받으며 꾸준히 운동을 한다. 마네킹처럼 곧고 예쁜 다리가 저절로 만들어지는 것은 아니라는 얘기다.

타고난 골격은 어쩔 수가 없다고 생각하고 '생긴 대로 살겠다'고 생각한다면 나이가 들수록 당신의 다리 라인은 흐트러질 것이 분명하다. 그러니 자신의 다리가 휜 사실을 알고 있는 사람은 물론, '설마 내 다리도?' 하는 생각이 드는 사람까지 한 번쯤은 자신의 다리 모양을 확인해보는 것이 좋다.

좌식생활 습관이 당신의 다리를 O자로 만든다

휜 다리의 유형을 살펴보면, 우리나라는 밖으로 휜 O자형 다리가 90퍼센트에 이르고, 안으로 휜 X자형 다리와 OX복합형이 나머지 10퍼센트를 차지하고 있다. 다리가 휘는 데는 유전, 인종적 특성, 질병, 노화, 생활습관 등이 주된 요인으로 작용한다. 이중에서도 다리의 모양을 좌우하는 가장 중요한 요인은 생활습관이라고 할 수 있다. 우리나라의 경우, 좌식생활이 O자형 다리를 만드는 중요한 원인으로 지적되고 있다.

웬만한 휜 다리, 10~15주면 교정할 수 있다

우리는 모두 O자형 다리를 갖고 태어난다. 이후 성장과 더불어 다리가 점차 곧아져서 2세 무렵에는 완전히 곧은 다리가 된다. 하지만 이때부터는 다시 무릎 부위가 안으로 휘며 X자 다리로 변화해간다. 때문에 4세 무렵의 아이들은 대부분은 X자형 다리를 보이게 된다. 아이들이 성인과 유사한 다리 모양을 갖게 되는 것은 6세 무렵. 이때 비로소 자신의 다리 모양이 완성된다고 볼 수 있다.

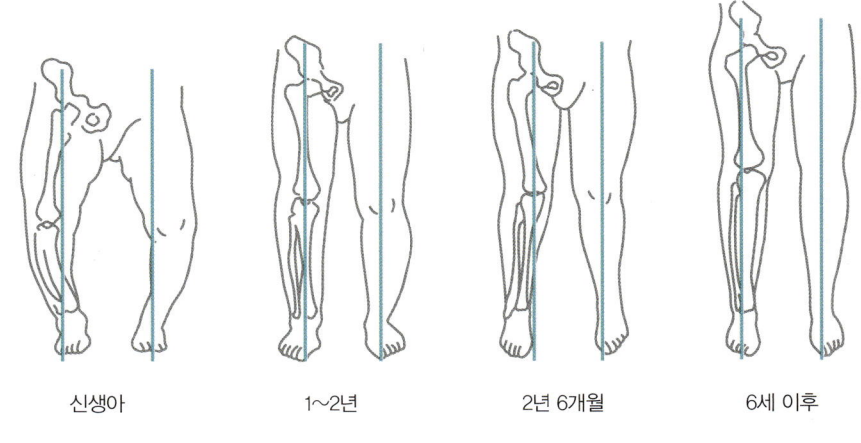

연령별 다리 모양의 변화과정

하지만 성인이 된 이후에도 다리는 운동과 생활습관 교정을 통해 얼마든지 달라질 수 있다. 열심히, 꾸준히 운동을 한다면 웬만한 다리는 10~15주면 교정효과를 볼 수 있다.

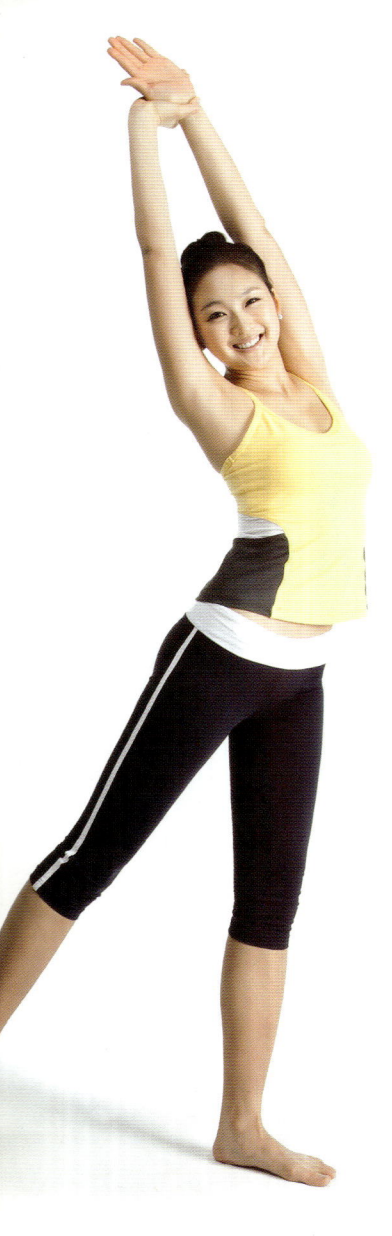

휜 다리 방치하면 스타일에 건강까지 망친다

휜 다리는 나도 모르는 사이에 벌어지는 일련의 과정이다. 다리가 아프다거나 전에 없이 잘 붓는다면 다리가 휘고 있는 것은 아닌지 점검해보라. 체형변화가 본격적으로 나타나기 시작하면 되돌리기가 더 힘들다. 건강할 때 건강검진을 받듯 다리 역시 평소에 관심을 기울여야 지킬 수 있다.

휜 다리는 질병의 원인인 동시에 결과

휜 다리가 병은 아니다. 하지만 비만이 수많은 성인병의 원인질병인 것처럼, 휜 다리는 근골격계 여러 질환과 체형변화의 원인이 된다. 무엇보다 먼저, 다리가 휘면 다리 안쪽과 바깥쪽의 근육이 비정상적으로 발달하게 된다. 휜 모양에 따라 자세나 사용 습관이 달라지기 때문에 근육 역시 그 방향을 따라 변형되는 것이다.

다리가 바깥으로 심하게 휘어진 O자형 다리를 가진 사람들을 살펴보면 비슷한 신체적 특징을 보이는 경우가 많다. 이들은 대개 가슴이 빈약하고 엉덩이가 크고 처져 있다. 또 그 정도가 심해지면 척추가 변형되어 등이 고양이등처럼 둥글어지거나 정반대로 뻣뻣한 일자 등이나 일자 허리가 나타나기도 한다. 또한 혈액순환과 림프순환이 나빠져 부종이 자주 나타나고, 생리통이나 만성피로를 호소하며, 손발이 찬 수족냉증의 빈도도 높다. 또 몸속의 에너지 소모가 제대로 이루어지지 않아 지방이 쌓이기 쉬운 상태가 되어 하체비만을 유발할

가능성도 높아진다.

휜 다리는 여러 질병을 불러일으키는 원인인 동시에 몸의 기능에 문제가 생겼다는 증거가 되기도 한다. 가장 흔한 것은 골반의 비틀림이다. 골반이 틀어지면 엉덩이관절의 높이가 달라지고 연쇄적으로 무릎과 발목의 균형이 깨지게 된다. 또 골반이 전체적으로 넓어지면 O자형 다리가 나타나고, 골반 좌골이 넓어지면 X자형 다리가 나타나기 쉽다. 이 상태를 방치하면 척추가 휘게 되고 양쪽 어깨와 좌우 턱의 균형까지 깨질 수 있다.

연골 손상 초래해 조기 퇴행성관절염 부른다

무릎이 휘면 무릎 안쪽이나 바깥쪽으로 체중이 쏠리게 된다. 이처럼 양쪽 다리가 체중을 고르게 분산해서 몸을 떠받치는 과정이 제대로 이루어지지 않으면 무릎 연골이 불균형하게 닳아 나이와 상관없이 퇴행성관절염이 올 수 있다. 자신이 본래 지탱해야 하는 것보다 더 큰 부담을 떠안는 것 자체가 관절에는 스트레스가 되는 것이다. 다리가 휠수록 무릎이 커지는 것도 같은 이치다.

특히 요즘은 30~40대 때부터 연골연화증을 겪는 경우가 많아지고 있다. '킬힐'이나 플랫슈즈가 발목이나 무릎관절에 무리를 주어 관절이 나이보다 일찍 노화과정을 밟게 되는 것이다. 이렇게 되면 휜 다리가 더욱 심해져 청소년의 경우 성장지연을 유발하고, 성인의 경우 통증과 퇴행성관절염을 부추긴다. 연골연화증의 70퍼센트가 젊은 여성층이라는 것을 기억하고 관절 건강에 각별한 관심을 기울여야 한다.

뼈가 아직 성장을 하고 있는 청소년들은 더 세심한 관찰과 관리가 필요하다. 무릎이 휘면 성장판에 전달되는 자극이 불균형해져서 뼈의 성장 역시 균형이 깨지게 된다. 결국 키 성장은 더뎌지고, 무릎은 성장할수록 더 심하게 휘게 된다. 또 키는 제대로 크지도 못하면서 남보다 일찍 퇴행성관절염으로 접어들게 된다. 따라서 10세 이후에 발견되는 휜 다리는 적극적인 관심을 갖고 교정해주는 것이 성장과 건강, 아름다움 모두를 지키는 방법이다.

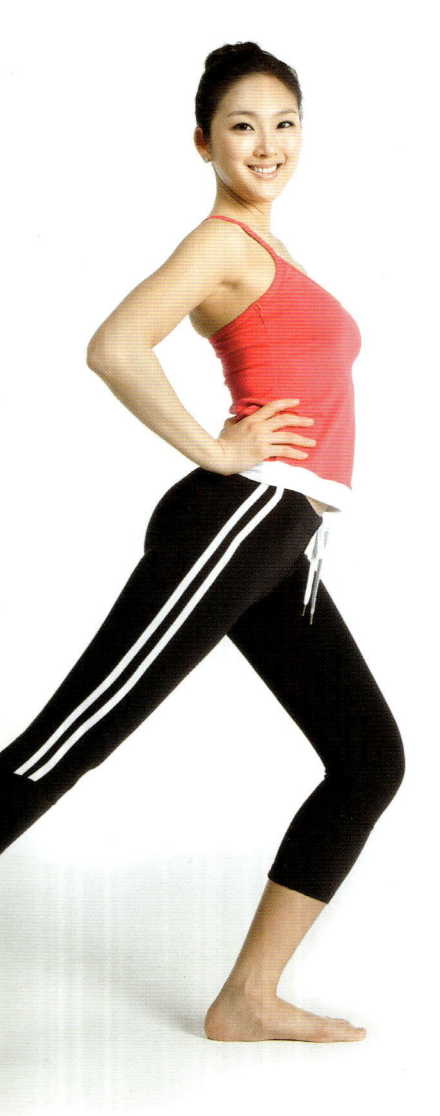

습관을 바꾸면 다리 모양이 달라진다

내 다리가 휜 것은 엄마 때문이다?

흔히 다리가 휜 것은 타고난 체형이나 어릴 때 엄마가 너무 많이 업어준 때문이라고 생각한다. 이 얘기가 영 틀린 것은 아니다. 하지만 그보다 더 큰 원인은 스스로 만든 생활습관에 있다. 평소 자신의 생활습관을 점검해 보면 다리를 휘게 만든 것은 다른 누구도 아닌 자기 자신이라는 것을 알게 될 것이다.

잘못된 습관 바꾸지 않으면 교정 어렵다

사람은 골격적 특성을 타고난다. 하지만 골격은 고정되어 있는 것이 아니라 사용 습관에 따라 변화해간다. 즉, 습관적으로 사용하는 법에 따라 관절과 근육이 적응해가는 것이다. 때문에 운동이나 교정을 통해 다리의 모양을 바로잡는다 해도 생활습관이 바뀌지 않으면 다리는 또 원래대로 돌아가 버리고 만다.

일례로 무릎이 바깥쪽으로 휜 경우, 바깥쪽으로 휜 자세를 유지하려는 경향이 나타난다. 그래야 편하고 자연스럽기 때문이다. 이 상태에 적응하게 되면 무릎은 점점 더 바깥쪽으로 휘게 되고, 결국 무릎은 되돌릴 수 없는 상태에 이르고 만다. 따라서 다리를 교정할 때는 반드시 잘못된 생활습관을 바로잡는 일이 선행되어야 한다.

불균형한 사용습관이 불균형한 얼굴 만든다

평소에 자세를 취하다보면 대부분 방향성이 나타나게 된다. 다리를 꼬고 앉을 때도 습관적으로 한쪽 다리를 위로 올리게 되고, 두 다리를 같은 방향으로 꺾고 앉을 때도 발은 언제나 같은 쪽을 향하게 된다. 이런 습관은 몸 전체의 골격 변형은 물론, 얼굴까지 달라지게 만든다.

예를 들어, 두 다리를 모두 오른쪽으로 구부리고 옆으로 앉는 사람은 골반도 오른쪽으로 틀어지게 된다. 또 왼쪽 엉덩이관절은 늘어나는 반면 오른쪽은 수축해서 오른쪽 다리가 점점 짧아진다. 문제는 여기서 끝나지 않는다. 허리를 오른쪽으로 비트는 습관에 따라 척추도 오른쪽으로 비틀리게 된다. 이 같은 변형은 결국 어깨와 턱 관절의 변형으로 이어지고, 관절의 변형은 근육의 변형으로 이어진다. 턱이 오른쪽으로 비틀리면 왼쪽 뺨은 부푸는 반면 오른쪽 뺨은 홀쭉해진다. 절대 과장된 얘기가 아니다. 거울을 봤을 때 오른쪽 얼굴과 왼쪽 얼굴의 균형이 맞지 않다면 자신의 자세에 문제가 있는 것은 아닌지 점검해봐야 한다.

잘못된 자세는 통증과 질병의 원인

관절과 근육의 균형이 깨지면 일상의 작은 움직임이나 자극에도 부상을 입기 쉽다. 허리근육이 좌우 균형이 깨져 있으면 물건을 들어올릴 때 허리를 삐끗하는 일이 잦다. 좌우 근육이 척추를 튼튼하게 지탱해주어야 하는데, 힘이 한쪽으로 쏠리다보니 무리가 생겨 부상을 부르는 것이다. 이런 사람은 요통이 끊이지 않고, 또 이런 자세가 지속되다 보면 결국 내장기관까지 영향을 받게 된다.

또 발목을 삐었을 때 제대로 치료하지 않고 방치하면 발목관절이 한쪽으로 열리면서 체중을 분배하는 방법이 달라지게 된다. 결국 서 있거나 걷는 자세에 변형이 오게 되고, 이 역시 전신적인 관절과 근육의 불균형을 초래하게 된다. 따라서 아름답고 균형감 있는 몸매를 갖기 위해서는 평소에 항상 바른 자세를 유지하고, 자신의 몸을 보다 세심하게 관리하는 태도가 필요하다.

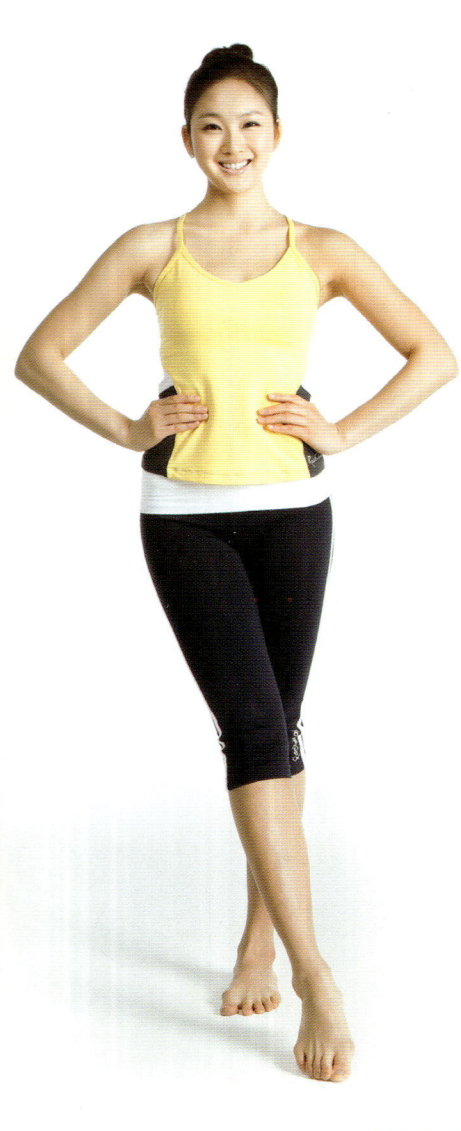

발을 괴롭히는 신발이 다리까지 망친다

신발은 모든 여성들의 사랑의 대상이다.
그래서 뭐니 뭐니 해도 예쁜 게 제일이다? 그렇지 않다. 무엇보다도 신발은 발을 보호하고, 보행 시 발생하는 충격을 적절히 분산하며, 바른 자세와 걸음걸이를 지원하는 본래의 기능에 충실해야 한다.

다리가 유난히 잘 붓는다면 신발을 바꿔라

신발 하나 잘못 고르면 하루가 피곤하고 매사에 의욕이 떨어지는 경험을 해봤을 것이다. 발은 제2의 심장 같은 곳이다. 심장이 혈액을 돌리는 것처럼, 발은 운동자극을 통해 림프액을 순환시키는 중요한 기능을 담당하고 있다. 그런데 신발이 발에 맞지 않거나 불편하면 이 같은 기능이 원활하게 이루어지지 않아 다리가 붓게 되고 걸음걸이가 나빠져 근육과 골격이 비틀어지게 된다.

몸의 토대를 망치는 신발

꽉 끼는 하이힐

굽 높이가 10센티미터가 넘는 '킬힐'이 유행하고 있다. 하지만 이런 신발은 다리를 망치는 가장 위험한 무기다. 이렇게 굽이 높은 신발을 신으면 인체의 무게중심이 앞쪽으로 쏠리면서 무릎이 늘어나고, 발 관절을 휘게 만들어 O자형 다리를 부른다.

이상적인 신발 굽의 높이 : 신장의 1.5%
〈예시〉 신장 165cm×0.015=2.5cm

신발 굽 높이의 최대허용치 : 신장의 4%
〈예시〉 신장 165cm×0.04=6.6cm

앞코가 뾰족한 구두

이런 신발은 발가락 변형의 원인이 된다. 코가 날렵하게 빠진 신발을 장시간 신으면 엄지발가락이 바깥쪽으로 휘고 새끼발가락이 안쪽으로 휘게 된다. 또 발끝이 휘며 내장기관에까지 영향을 주어 전체적인 건강에 문제를 초래한다.

통굽 신발

앞굽이 높은 통굽 신발은 키가 커 보이는 데는 효과적이지만 종아리의 긴장이 없어져 다리 모양 자체는 둔하고 짧아 보인다. 걸을 때도 안정감을 해쳐 넘어지거나 발을 삐기 쉽고, 신발이 무거워서 발목에 닿는 부담이 커진다.

한쪽 굽이 닳은 신발

굽이 낮더라도 한쪽 굽이 닳은 신발을 계속 신으면 다리가 휘는 원인이 될 수 있다. 신발 굽은 수시로 확인해서 제때 교체해주어야 신발도 오래 신을 수 있고, 다리의 모양과 건강을 지킬 수 있다.

굽이 전혀 없는 플랫슈즈

이런 신발은 보행 시 발생하는 충격을 발목과 무릎이 고스란히 감당해야 한다. 신발 굽은 적당한 쿠션과 탄력을 갖고 있으면서 2~3센티미터 정도 높이의 것이 가장 좋다.

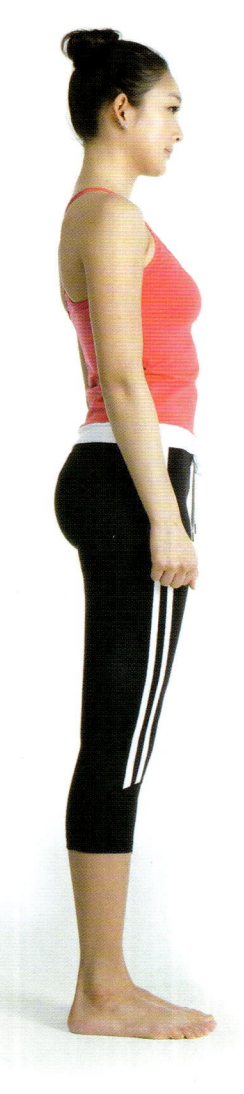

내 다리 모양 정확하게 확인하기

내 다리가 휘었다는 사실을 인정하기 싫다.
여자라면 누구나 마찬가지일 것이다. 하지만 곧고 미끈한 다리를 갖고 싶다면 자신의 다리가 어떤 상태인지 정확하게 체크하고, 지금 당장 그에 따른 교정 대책을 마련해야 한다. 무심히 시간을 흘려보내다간 나는 물론, 세상사람 모두가 내 다리가 휘었다는 사실을 알게 될 것이다.

분명 휘었는데도 안 휘었다고 우기는 이유

다른 사람이 보기에는 분명히 다리가 휘었는데도 '내 다리는 곧다'고 우기는 사람들이 있다. 이들은 대부분 자신의 다리 상태를 정확하게 모르고 있거나 과거에 곧았던 기억에 의존해 관리를 소홀히 하고 있는 경우다.

자신의 다리 모양을 정확하게 모르면 문제 인식이 안 되어 안 좋은 생활습관을 계속 할 수 있다. 또 예전에 자신의 다리가 곧았다고 해서 방심할 수도 없다. 나이가 들고 나쁜 습관이 반복되면 자신도 알지 못하는 사이에 다리가 휠 수 있으므로, 항상 주의를 기울여 점검하고 관리해야 한다. 다리는 조금만 휘어도 그대로 방치하면 시간의 흐름에 따라 점점 더 큰 각으로 벌어지기 때문에 정확하게 확인하고 초기에 교정해야 한다.

O자형 다리와 X자형 다리는 어떻게 다른가

휜 다리의 유형은 크게 O자형 다리와 X자형 다리로 나뉜다. X자형 다리는 무릎을 붙이고 섰을 때 종아리와 발목이 눈에 띄게 벌어지기 때문에 금방 알 수 있다. 하지만 O자형 다리는 흔히 생각하는 것처럼 큰 각으로 벌어지지 않는 한 잘 모르는 경우가 많다. 그래서 나도 모르는 사이에 다리가 점점 벌어져서 "어느 날 보니 치마를 입을 수가 없는 지경이 되어 있더라" 하는 얘기가 나오는 것이다.

또 허벅지부터 무릎까지는 X자로 기울어 있고, 무릎 아래쪽이 O자형으로 휘어 있는 XO자형 다리도 있다. 무릎 아래의 관절 부분이 바깥으로 어긋난 경우나 경골(정강이뼈)이 휘어 있는 경우다. 이 경우는 흔치 않기 때문에 보다 정확한 진단을 통해 전문적인 치료를 받아야 한다.

곧고 적절한 볼륨이 있는 다리의 4가지 조건

양쪽 발을 나란히 맞대고 선다. 이때 발은 엄지발가락 안쪽부터 뒤꿈치 안쪽까지 완전히 맞닿아야 한다. 뒤꿈치나 엄지발가락 중 어느 한쪽이 벌어진다면 다른 조건은 볼 것도 없이 다리가 휘어 있는 것이다. 다음 네 가지 조건에 모두 해당되어야 적절한 볼륨을 가진 곧은 다리라고 할 수 있다.

> **check!**
>
> 1. 가랑이 사이에 적절한 틈이 생기면서 양쪽 허벅지가 맞붙는다.
> 2. 양쪽 무릎이 서로 맞붙으면서 무릎 바로 아래 적절한 틈이 생긴다.
> 3. 양쪽 종아리가 맞붙으면서 종아리와 복사뼈 사이에 적절한 틈이 생긴다.
> 4. 안쪽 복사뼈가 서로 맞붙는다.

다리가 휜 사람은 옆에서 보았을 때 머리와 배가 앞으로 나와 있으면서 몸은 전체적으로 뒤로 젖혀지면서 가슴은 앞으로 내민 듯하고, 엉덩이가 뒤로 튀어나온 오리엉덩이이거나, 무릎이 뒤로 꺾여 있는(반장슬) 경우가 많다.

> **check!**
> 다리가 곧은 사람은 옆에서 보았을 때, 귀에서 복사뼈 2센티미터 앞까지 수직선을 그었을 때 엉덩이관절과 무릎이 그 선상에 놓여야 한다.

무릎이 정면을 향해 중앙에 자리하고 있는가

허벅지와 무릎, 종아리, 발목이 모두 붙는다고 해서 안심할 수는 없다. 다리가 굵거나 살이 많아도 이 네 지점이 맞붙을 수 있기 때문이다. 아름다운 다리는 아름다운 상체와의 균형에서 나오며, 적절한 볼륨을 통해 라인이 살아나야 한다.

곧은 다리에 있어 가장 중요한 조건이라 할 수 있는 무릎의 위치를 체크하고, 바로잡는 것이 걸그룹 다리 만들기의 첫 번째 관문이다. 거울을 보고 똑바로 서보자. 엉덩이관절에서 발목까지 수직으로 선을 그었을 때 무릎관절이 그 선상에 있는가?

> **check!**
> 1. 무릎이 이 수직선보다 바깥쪽으로 치우쳐 있다(내반슬)면 다리가 O자형으로 휘어 있는 것이다.
> 2. 무릎이 이 수직선보다 안쪽으로 들어가 있다(외반슬)면 다리가 X자형으로 휘어 있는 것이다.

양쪽 다리를 맞붙이고 똑바로 섰을 때 무릎이 정면을 향하고 있는가? 무릎의 방향이 안쪽 또는 바깥쪽을 향하고 있다면 다리가 휜 것이다.

> **check!**
>
> 1 바른 자세로 서서 양쪽 무릎을 살짝 굽혀 무릎을 붙인다. 이때 허벅지가 큰 각을 그리면서 안쪽으로 기운다면 무릎에서 발목까지 휘어진 것으로 볼 수 있다.
> 2 의자에 앉아서 양쪽 다리를 나란히 맞댄다. 이때 양쪽 복사뼈가 서로 닿지 않는다면 다리가 휘었다고 할 수 있다.

엉덩이 옆으로 뼈가 툭 튀어나온 것도 O자형 다리의 신호

골반과 다리가 연결되는 지점의 뼈를 '대전자'라고 한다. 이 뼈는 본래 근육 속에 감추어져 있는 것으로, 밖으로 두드러져 보인다면 문제가 있는 것이다. 대전자가 튀어나온 것은 골반이나 엉덩이관절이 틀어졌다는 신호이기 때문에 오래지 않아 다리 전체가 영향을 받게 될 가능성이 높다. 이 경우, 다리가 곧게 뻗었다 할지라도 잠재적인 O자형 다리로 보고 교정 스트레칭을 해주는 것이 좋다.

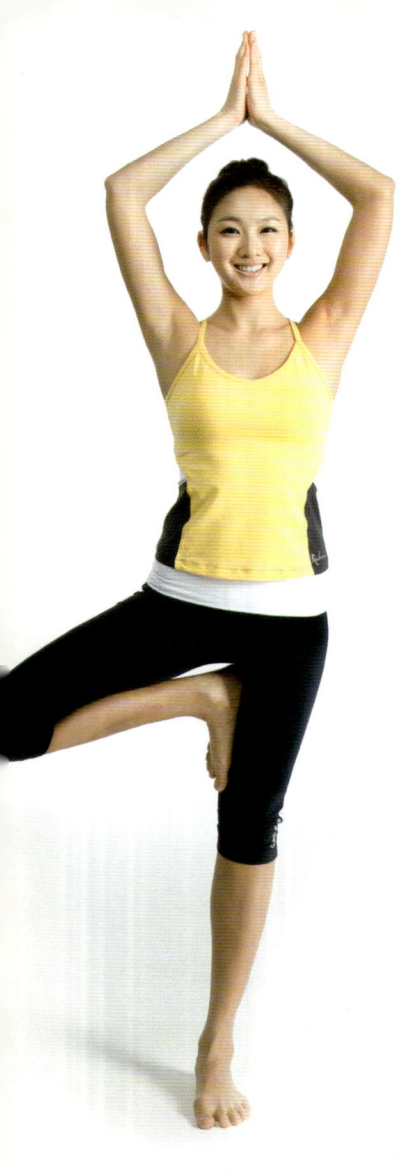

다이어트 vs. 수술 vs. 교정 스트레칭

다이어트만으로는 곧게 쭉 뻗은 다리를 만들 수 없다.
다리의 상태를 꼼꼼하게 점검하거나 다리 모양을 염두에 둔 차별화된 운동 계획 없이 다이어트를 하면 다리의 문제점을 더욱 부각시키는 결과를 초래할 수 있다. 휜 다리는 살이 빠질수록 더욱 두드러져 보이기 때문이다.

다리 다이어트의 한계와 문제점

골격이 비뚤어져 있으면 다이어트를 해도 살이 잘 빠지지 않는다. 특히 허벅지나 종아리 등의 부분비만은 좀체 해소하기 어렵다. 똑같은 운동이라도 근육과 골격이 제대로 자리 잡지 못한 사람들은 기대수준의 운동효과를 거둘 수 없기 때문이다. 특히 다리가 휘어 있는 상태에서 허벅지나 종아리의 살을 빼겠다고 덤비는 것은 무모한 시간낭비에 불과하다. 자신의 신체적 특성을 고려하지 않은 운동은 오히려 잘못된 자세를 가중시키고 피로를 축적시킬 뿐이다.

나아가 식이요법 등을 통해 살이 빠진다 할지라도 문제는 남아 있다. 다리가 가늘어지면서 골격이 그대로 드러나 휜 정도가 더욱 두드러지는 것이다. 실제로 살을 빼기 전에는 자신의 다리가 휘어 있다는 것을 전혀 모르다가 다이어트 이후 드러난 휜 다리 때문에 '휜다리 클리닉'을 찾는 사람들이 적지 않다. 다리 관리가 다이어트보다는 모양을 바로잡는 데 집중되어야 하는 것은 이 때문이다.

외과적 수술의 부담감과 후유증

최근에는 휜 다리 교정을 위한 다양한 외과적 수술법이 시도되고 있다. 뼈 자체가 휘어 있다거나 휘어진 정도가 너무 심해서 교정만으로는 바로잡기가 불가능한 경우 수술을 하게 된다. 그런데 수술 방법이 주로 무릎 바깥쪽의 근육을 무릎 안쪽으로 이식하거나, 뼈나 관절축을 잘라 각을 바꿔주는 큰 수술이기 때문에 심리적 부담이 너무 크다.

또한 수술 이후에 입원 및 재활치료 과정을 거쳐야 정상적으로 움직일 수 있게 된다. 적어도 3개월 이상 정상적인 생활이 불가능하고, 흉터가 남게 되며, 교정부위가 제대로 유합되지 않으면 재수술을 해야 하는 단점이 있다. 때문에 단순히 미용 목적으로 이런 식의 외과적 수술을 하는 경우는 별로 없고, 질병 때문에 어쩔 수 없이 선택하는 차선책이라고 할 수 있다.

다리 교정은 미용이 아니라 질병 예방 및 치료 차원

O자형 다리의 경우, 성인 남성의 주먹이 들어갈 정도로 크게 벌어진 경우가 아니라면 10~15주 정도 열심히 교정하면 곧게 쭉 뻗은 다리를 만들 수 있다. 또한 수술이 필요할 만큼 심하게 휜 다리라도 교정 과정을 거치면 상태를 어느 정도 완화할 수 있다.

다리 교정 스트레칭은 다이어트나 미용의 개념이 아니라 질병을 예방하고 치료한다는 관점에서 접근하여 꾸준히 실천하는 것이 매우 중요하다. 조금 하다 중간에 그만두면 오래지 않아 예전의 상태로 돌아가고 만다. 한번 시작하면 마음 단단히 먹고 적어도 10주는 실천해주어야 한다. 중간 중간 자신의 다리가 달라져 가는 모습을 확인하며 운동하면 더욱 즐겁게 운동할 수 있을 것이다.

휜 다리 교정은 잘못된 습관이 만들어놓은 문제들을 하나씩 바로잡아가는 과정이다. 운동 동작들을 완전히 몸에 익혀 꾸준히 실천하면 평생 가져갈 만한 바른 자세와 바른 생활 습관을 만들 수 있다. 다리 교정은 단순히 다리를 아름답게 만드는 데 그치지 않고, 건강한 생활습관 만드는 토대가 되어야 한다.

⭐ 전신적인 다이어트 효과가 있다

휜 다리를 교정하면 자연스럽게 다리와 아랫배, 엉덩이 등에 분포하고 있던 군살이 빠지는 효과를 얻을 수 있다. 교정 과정에서 평소 사용하지 않던 근육을 사용하게 되고, 바른

휜 다리 교정 사례

치료 대상 : 27세 여성   치료 기간 : 3개월

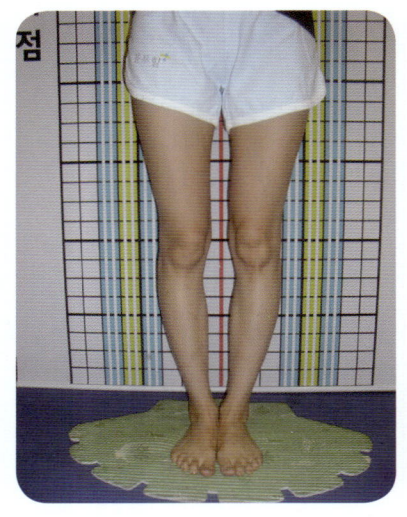
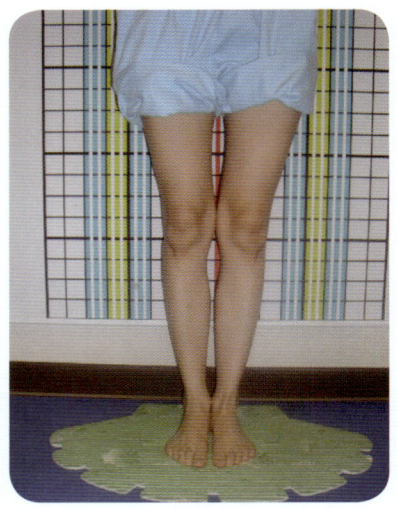

앞모습   교정 전   교정 후

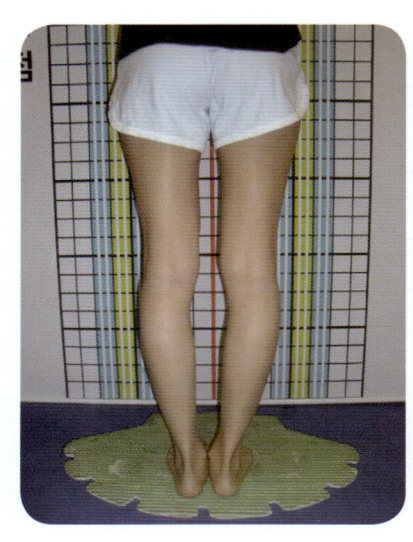
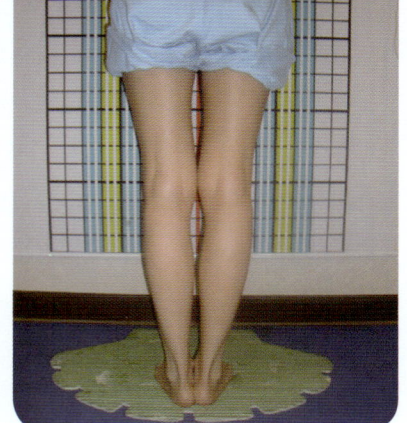

뒷모습   교정 전   교정 후

손가락 4개 정도가 들어가던 다리 사이가 3개월 만에 눈에 띄게 좁아졌다. 다리 교정과 더불어 자연스럽게 살이 빠져 바지허리 사이즈도 1인치 줄어들었다.

자세를 만들어 근육운동을 함으로써 근육을 보다 가늘고 섬세하게 만들어주기 때문이다. 과잉 발달된 종아리 근육을 풀어주고, 근육의 위치를 바로잡아줌으로써 사이즈가 줄어드는 것은 물론 모양이 예뻐진다.

⭐ 다리가 길어진다

휜 다리를 교정하고 나면 키가 커지는 것은 물론, 전체적인 체형과 자세, 걸음걸이까지 좋아진다. 무릎이나 엉덩이관절 등이 어긋나거나 틀어져 있는 것을 바로잡아주면 실제로 키가 더 커지고, 다리가 수직으로 곧게 뻗으면서 시선이 위로 길게 이동하기 때문에 실제보다 더 커 보이는 착시효과까지 기대할 수 있다.

⭐ 자세가 좋아진다

다리를 교정하다보면 평소 자신이 얼마나 나쁜 자세로 생활해왔는지 깨닫게 된다. 그저 편한 대로 자세를 취하고 습관적으로 움직이다보면 몸의 균형이 깨지고 자세가 흐트러질 수밖에 없었음을 알게 되는 것이다. 교정 스트레칭을 하고, 나쁜 습관을 고쳐나가다보면 자연스럽게 자세가 좋아져 군살이 빠지고 몸매도 한결 호리호리해 보인다.

⭐ 집에서 혼자, 운동만으로 가능하다

평균 100일이면 웬만큼 휜 다리는 눈에 띄는 교정효과를 얻을 수 있다. 물론 전문 클리닉에서 치료를 받으면 견인치료나 슬링운동, 추나요법 등 다양한 프로그램을 통해 더 빨리, 더 눈에 띄는 성과를 얻을 수 있을 것이다. 하지만 그러자면 비용이 만만치 않다. 잘 짜여진 교정 스트레칭 프로그램을 꾸준히 실천해나가면 집에서도, 10주 정도면 눈에 띄는 효과를 볼 수 있다.

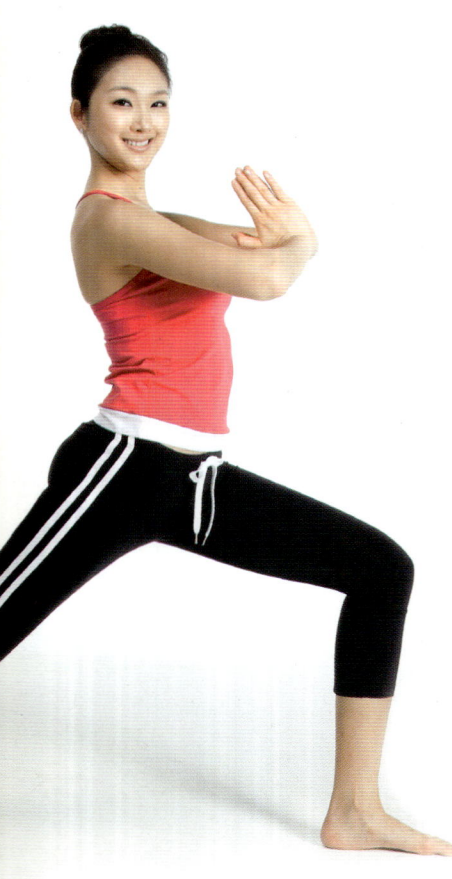

스트레칭 효과 증가시키는
경혈마사지

"경혈마사지로 다리를 곧고 가늘게 만든다고?"
실제로 혈자리를 자극해주는 것만으로도 다리가 곧고 날씬해지는 효과가 있다. 다리의 부기를 빼고 관절과 근육을 바로잡아주는 혈자리를 알아두었다 수시로 자극해주면 다리 교정 스트레칭의 효과를 극대화할 수 있다.

다리를 미끈하고 슬림하게 만들어주는 대표적인 경락은 다리 뒤쪽을 상하로 관통하고 있는 '족태양방광경'이다. 이 경락은 엉덩이 아래서 발목 뒤쪽까지 이어지며, 다리의 부기나 관절의 형태, 근육의 모양 등에 직접적인 영향을 미친다. 이 경락의 소통을 원활하게 해주면 곧고 쭉 뻗은 다리를 만드는 데 도움이 된다. 혈자리를 자극할 때는 족태양방광경에 위치한 혈자리를 부분적으로 자극하거나, 족태양방광경이 흐르는 경락의 선을 따라가며 전체적으로 지그시 눌러준다.

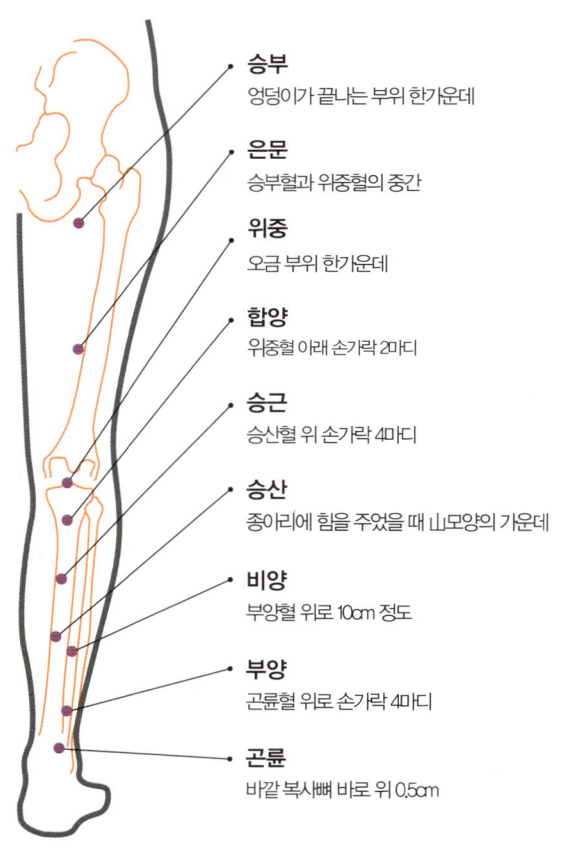

승부 엉덩이가 끝나는 부위 한가운데
은문 승부혈과 위중혈의 중간
위중 오금 부위 한가운데
합양 위중혈 아래 손가락 2마디
승근 승산혈 위 손가락 4마디
승산 종아리에 힘을 주었을 때 山모양의 가운데
비양 부양혈 위로 10cm 정도
부양 곤륜혈 위로 손가락 4마디
곤륜 바깥 복사뼈 바로 위 0.5cm

승부
- **혈자리** : 엉덩이가 끝나고 허벅지가 시작되는 부위의 정중앙 지점에 있다.
- **자극법** : 바른 자세로 서서 손을 뒤로 뻗으면 손이 닿는다. 가운데손가락을 이용해 지그시 눌렀다 떼기를 반복한다. 하루 10분간 지압한다.

은문
- **혈자리** : 승부혈(엉덩이 끝 한가운데)과 위중혈(오금 부위)을 일직선으로 그었을 때 한가운데 자리하고 있다.
- **자극법** : 무릎을 'ㅅ'모양으로 구부리고 앉아서 가운데손가락 이용해 지그시 눌렀다 떼기를 반복한다. 하루 10분간 지압한다.

위중
- **혈자리** : 무릎 뒤 오금 한가운데 자리하고 있다.
- **자극법** : 무릎을 'ㅅ'모양으로 구부리고 앉아서 가운데손가락을 이용해 지그시 눌렀다 떼기를 반복한다. 하루 10분간 지압한다.

합양
- **혈자리** : 위중혈 아래로 손가락 2마디 정도 내려간 부위에 자리하고 있다.
- **자극법** : 무릎을 'ㅅ'모양으로 구부리고 앉아서 가운데손가락을 이용해 지그시 눌렀다 떼기를 반복한다. 하루 10분간 지압한다.

승근
- **혈자리** : 승산혈 위로 손가락 4마디 정도 올라간 부위에 자리하고 있다.
- **자극법** : 무릎을 'ㅅ'모양으로 구부리고 앉아서 가운데손가락을 이용해 지그시 눌렀다 떼기를 반복한다. 하루 10분간 지압한다.

승산
- **혈자리** : 종아리에 힘을 줬을 때 비복근이 뫼산(山)자를 이루게 된다. 이 산 모양의 한가운데가 승산이다.
- **자극법** : 무릎을 'ㅅ'모양으로 구부리고 앉아서 가운데손가락을 이용해 지그시 눌렀다 떼기를 반복한다. 하루 10분간 지압한다.

비양
- **혈자리** : 부양혈 위로 10센티미터 정도 올라간 곳에 자리하고 있다.
- **자극법** : 엄지손가락을 이용해 힘 있게 꾹꾹 누른다. 혹은 이쑤시개나 볼펜 끝을 이용해서 침처럼 자극을 주어도 좋다.

부양
- **혈자리** : 곤륜혈 위로 손가락 4마디 정도 되는 지점에 자리하고 있다.
- **자극법** : 엄지손가락을 이용해 힘 있게 꾹꾹 누른다. 혹은 이쑤시개나 볼펜 끝을 이용해서 침처럼 자극을 주어도 좋다.

곤륜
- **혈자리** : 발목 바깥쪽 복사뼈 바로 위에 자리하고 있다.
- **자극법** : 엄지손가락을 이용해 힘 있게 꾹꾹 누른다. 혹은 이쑤시개나 볼펜 끝을 이용해서 침처럼 자극을 주어도 좋다.

Part 1

예쁜 다리 스트레칭

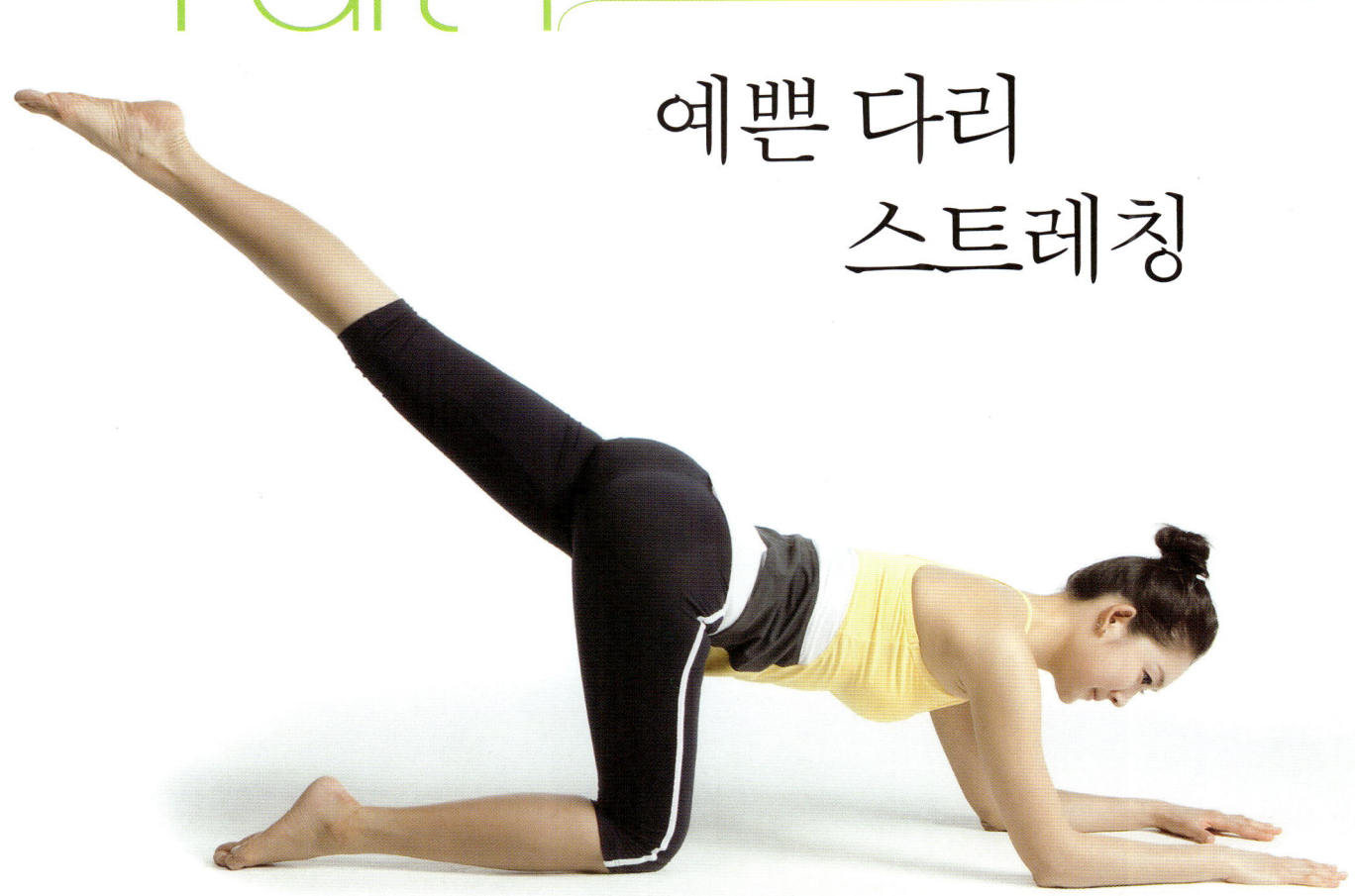

:: Section 1 _ 엉덩이관절

01 옆으로 누워 한 다리 위로 뻗어 올리기

운동 횟수
좌우 각각 7회

운동 효과
엉덩이관절 유연성 증대

Point!
동작을 반복할 때는 중간에 쉬지 말고 연속동작으로 이어서 실시한다.

❶ 한쪽 팔을 굽혀 팔베개를 하고 옆으로 눕는다.
❷ 이때 위쪽 팔은 가슴 앞쪽 바닥을 짚어 균형을 잡는다.
❸ 다리는 아래로 길게 뻗는데, 바닥쪽 다리를 구부려주면 중심을 잡기가 한결 수월하다.
❹ 호흡을 내쉬며 위쪽 다리를 위로 곧게 뻗어 올린다.
❺ 자연스럽게 호흡하며 5초 정도 자세를 유지한 뒤 준비자세로 돌아온다.
❻ 7회 반복한 뒤 방향을 바꿔 반대쪽도 같은 방법으로 실시한다.

Ready~

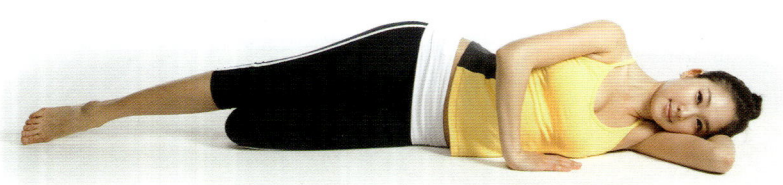

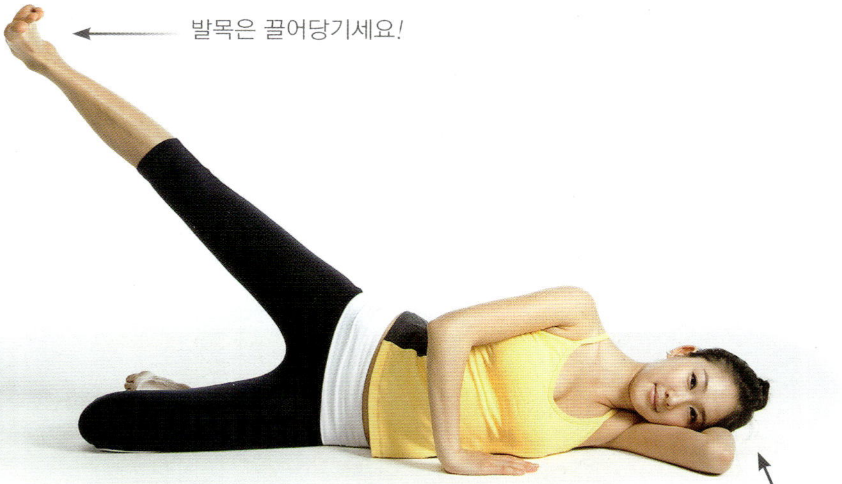

발목은 끌어당기세요!

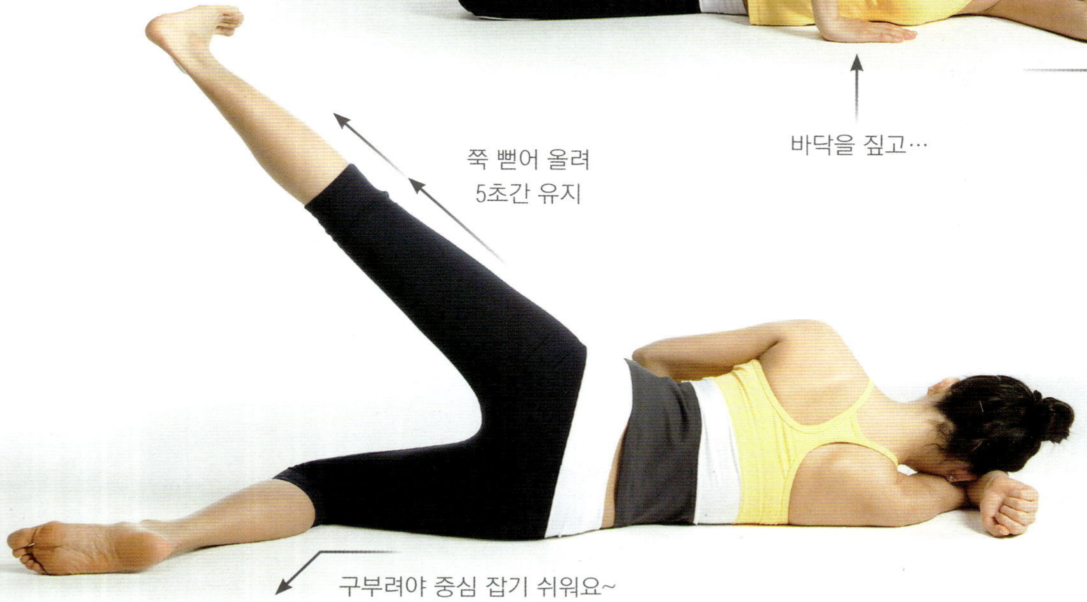

쭉 뻗어 올려 5초간 유지

바닥을 짚고…

팔베개~

구부려야 중심 잡기 쉬워요~

:: Section 1 _ 엉덩이관절

02 옆으로 누워 바닥 쪽 다리 들어올리기

운동 횟수
좌우 각각 7회

운동 효과
엉덩이관절 유연성 증대

> **Point!**
> 동작을 반복할 때는 중간에 쉬지 말고 연속동작으로 이어서 실시한다.

❶ 한쪽 팔을 굽혀 팔베개를 하고 옆으로 눕는다.
❷ 이때 위쪽 팔은 가슴 앞쪽 바닥을 짚어 균형을 잡는다.
❸ 다리는 아래로 길게 뻗는데, 위쪽 다리를 구부려 바닥쪽 다리 무릎 앞을 딛는다.
❹ 호흡을 내쉬며 바닥쪽 다리를 위로 곧게 들어올린다.
❺ 들어올린 다리는 발목을 끌어당겨 플렉스한다.
❻ 자연스럽게 호흡하며 5초 정도 자세를 유지한 뒤 준비자세로 돌아온다.
❼ 7회 반복한 뒤 방향을 바꿔 반대쪽도 같은 방법으로 실시한다.

Ready~

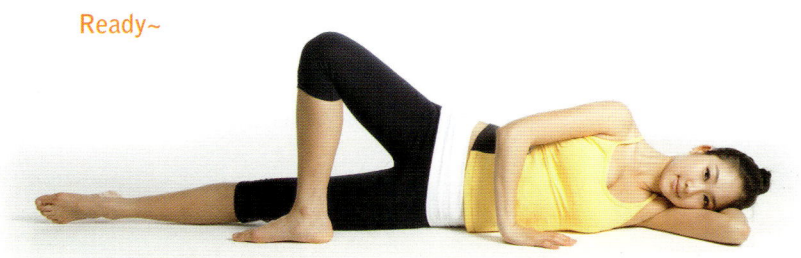

위쪽 발을 앞으로 짚으세요~

호흡은 자연스럽게…

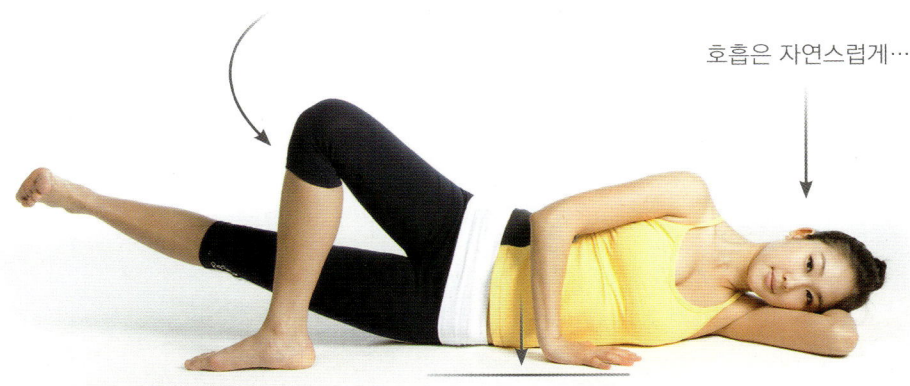

바닥을 짚어주세요.

발목은 플렉스!

곧게 들어올리세요~

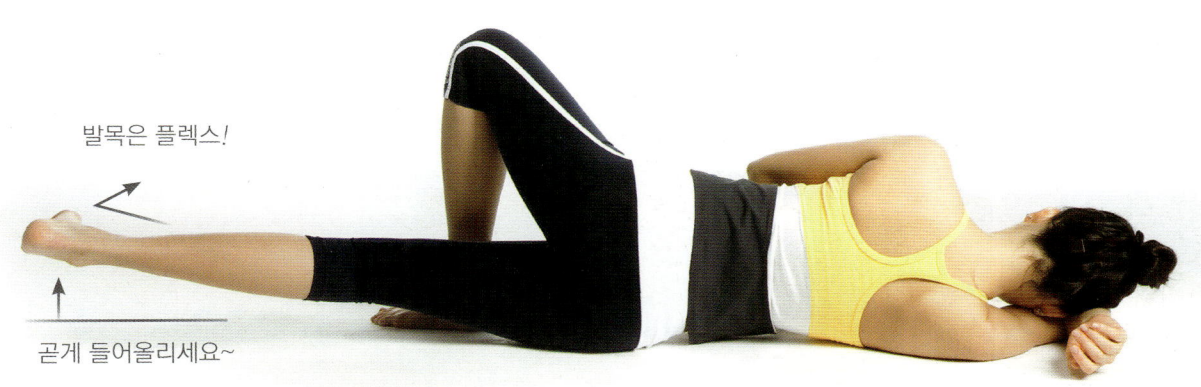

:: Section 1 _ 엉덩이관절

03 바닥에 누워 한쪽 무릎 끌어당기기

운동 횟수
좌우 각각 7회

운동 효과
엉덩이관절 유연성 증대

Point !
동작을 반복할 때는 3초간 쉬고 이어서 실시한다.

❶ 바닥에 등을 대고 누워 양팔과 다리를 자연스럽게 벌린다.
❷ 한쪽 무릎을 끌어당겨 양손을 깍지 낀 채 잡고 몸 쪽으로 당긴다.
❸ 호흡을 멈추고 5초 정도 자세를 유지한다.
❹ 이때 엉덩이 근육이 당겨지는 느낌이 들어야 제대로 하고 있는 것이다.
❺ 호흡을 내쉬며 천천히 준비자세로 돌아온다.
❻ 7회 반복한 뒤 방향을 바꿔 반대쪽도 같은 방법으로 실시한다.

Ready~

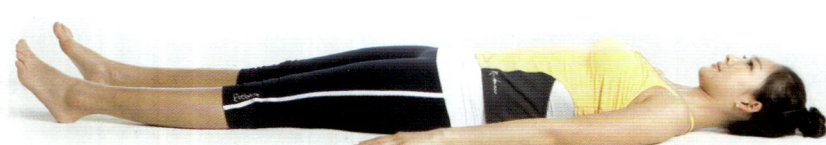

몸 쪽으로 당기기

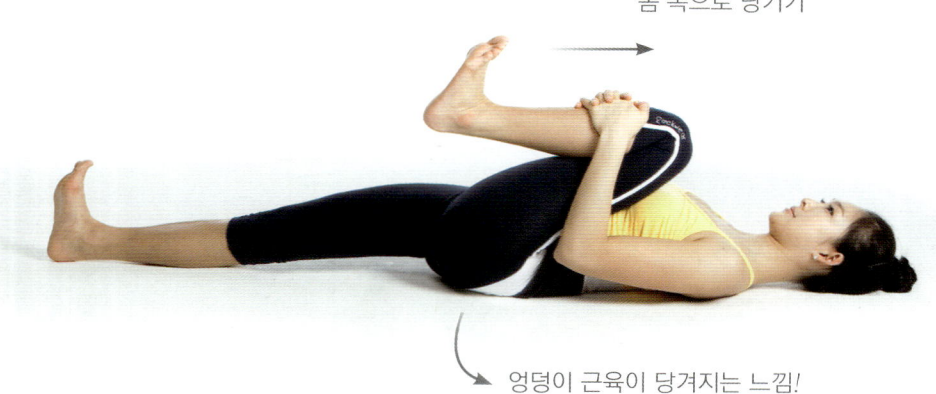

엉덩이 근육이 당겨지는 느낌!

5초간 숨 참기!

발목은 가볍게 당기기

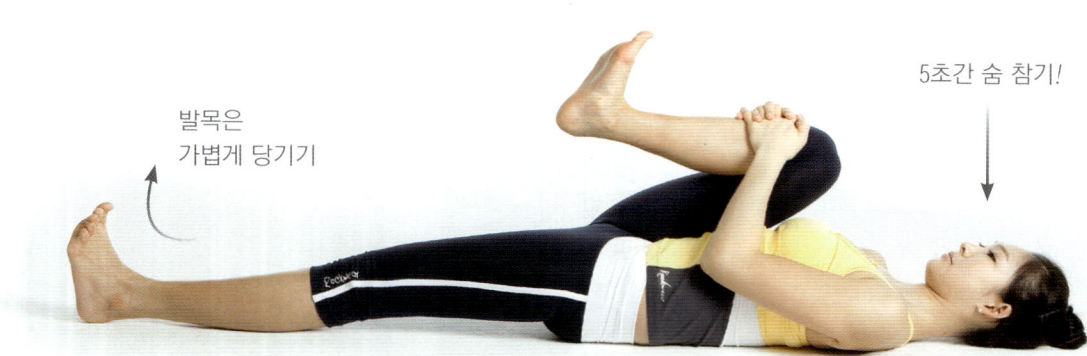

:: Section 1 _ 엉덩이관절

04 바닥에 엎드려 다리 구부려 들어올리기

운동 횟수 좌우 각각 7회

운동 효과 엉덩이관절 유연성 증대

Point !
동작을 할 때는 중간에 쉬지 말고 연속동작으로 이어서 실시한다.

❶ 바닥에 엎드려 두 손을 포개 이마를 받친다.
❷ 한쪽 다리를 직각으로 구부린다.
❸ 구부린 다리를 허벅지가 바닥에서 떨어질 정도로 들어올린다.
❹ 호흡을 멈춘 채 10초 정도 자세를 유지한다.
❺ 이때 자세가 흐트러지지 않게 주의한다.
❻ 호흡을 내쉬며 준비자세로 돌아온다.
❼ 7회 반복한 뒤 다리를 바꿔 반대쪽도 같은 방법으로 실시한다.

Ready~

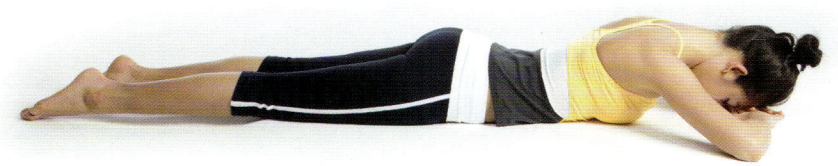

10초간 숨 참기!

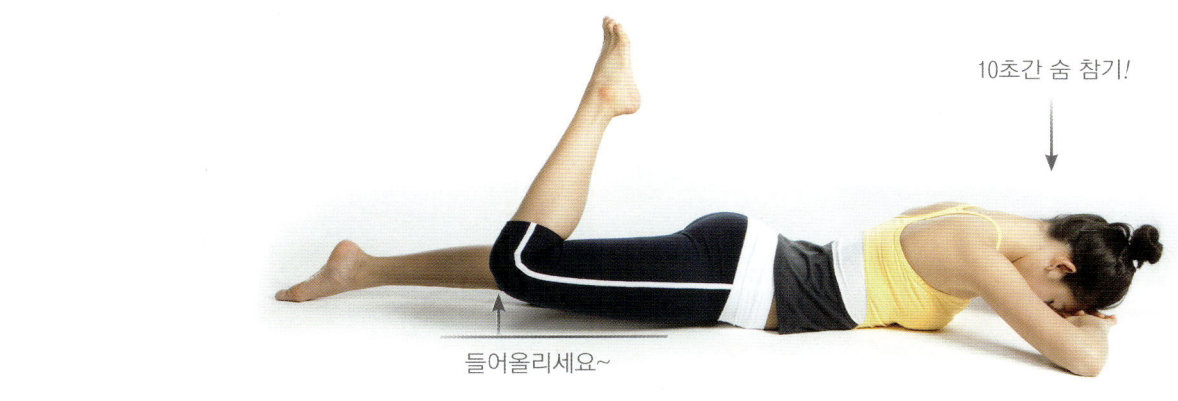

들어올리세요~

90° 정도면 OK~

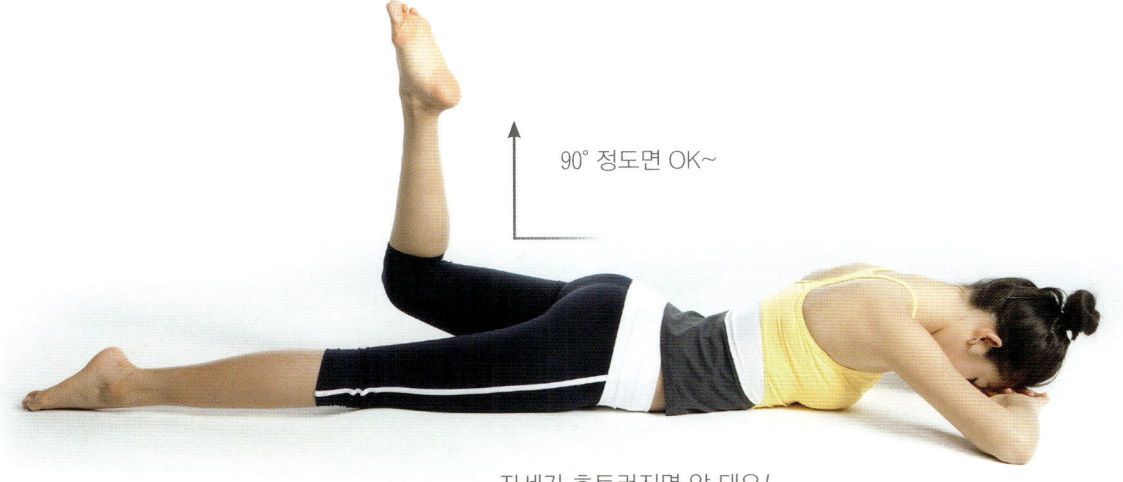

자세가 흐트러지면 안 돼요!

:: Section 1 _ 엉덩이관절

05 바닥에 누워 한쪽 다리 걸치고 허리 들어올리기

운동 횟수
좌우 각각 7회

운동 효과
엉덩이관절 유연성 증대

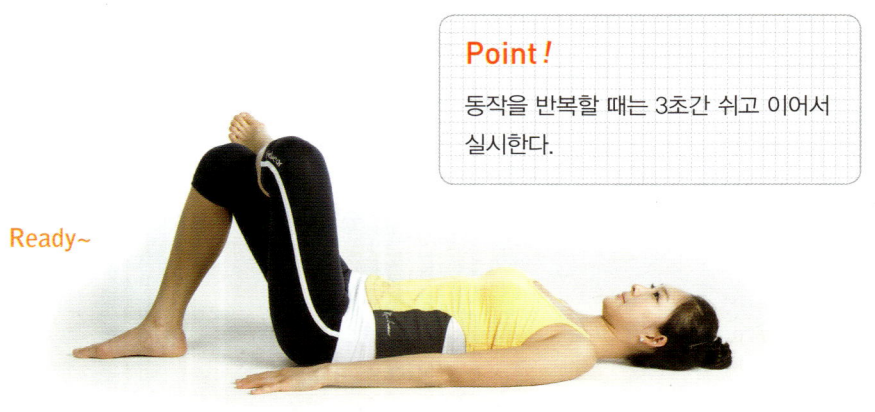

Ready~

Point !
동작을 반복할 때는 3초간 쉬고 이어서 실시한다.

❶ 바닥에 누워 양쪽 무릎을 구부려 세운다.
❷ 한쪽 다리를 들어 반대편 무릎 위에 걸친다.
❸ 이때 양팔은 자연스럽게 펼쳐서 손바닥으로 바닥을 짚어 균형을 잡는다.
❹ 호흡을 멈추고 허리를 들어올려 세운 무릎과 몸통이 일직선을 이루게 만든다.
❺ 이때 위에 걸친 다리는 최대한 바닥을 향해 눌러준다.
❻ 호흡을 멈춘 채 5초 정도 자세를 유지한다.
❼ 숨을 내쉬며 준비자세로 돌아온다.
❽ 7회 반복한 뒤 다리를 바꿔 반대쪽도 같은 방법으로 실시한다.

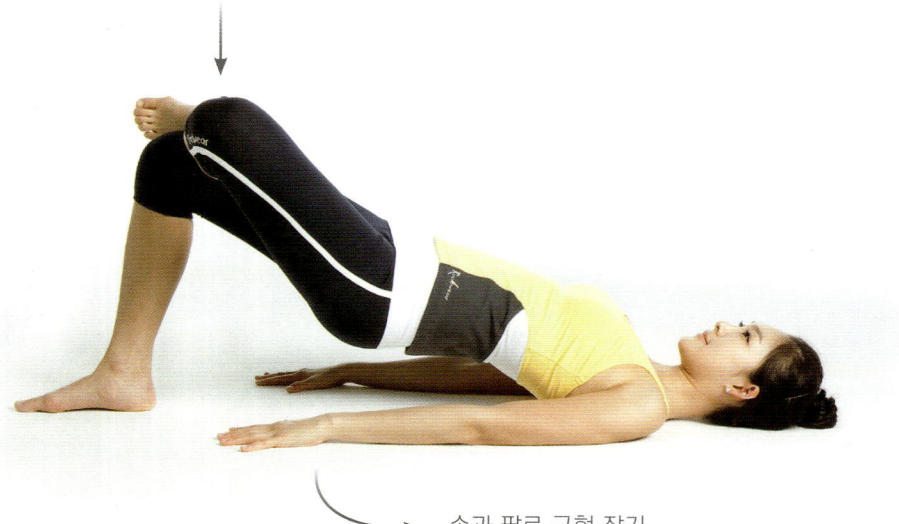

바닥으로 누르세요!

손과 팔로 균형 잡기

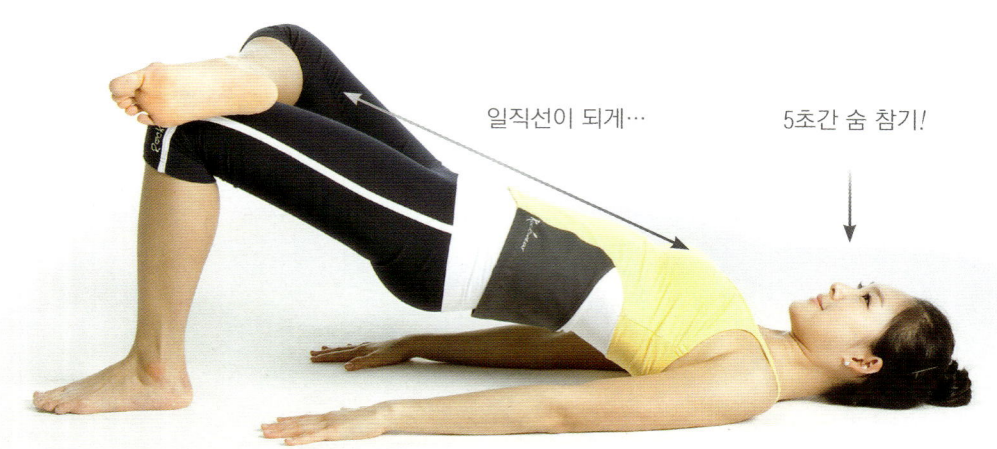

일직선이 되게…   5초간 숨 참기!

::Section 2 _ 무릎관절

01 한 다리 옆으로 내딛고 팔 뻗어 올리며 무릎 굽히기

운동 횟수
좌우 각각 7회

운동 효과
무릎관절 유연성 증대

Point!
동작을 반복할 때는 1초간 쉬고 연속 동작으로 실시한다.

❶ 똑바로 서서 한쪽 발을 두 걸음 정도 옆으로 내딛는다.

❷ 이때 몸도 함께 돌아가며 발목을 돌려 발끝이 옆을 향하도록 한다.

❸ 반대쪽 발은 그대로 정면을 향하고 있어, 양쪽 발이 서로 90도를 이루면 맞는 자세다.

❹ 두 팔을 위로 길게 뻗어 올린다.

❺ 옆으로 내딛은 다리의 무릎을 깊게 굽히며 뒤쪽 엉덩이에 힘이 들어가는 것을 느껴본다.

❻ 이때 뒤쪽 다리는 굽혀지지 않도록 유의하고, 몸통은 정확하게 측면을 향해야 한다.

❼ 호흡을 멈추고 5초 정도 자세를 유지한 뒤 숨을 내쉬며 준비자세로 돌아온다.

❽ 7회 반복한 뒤 방향을 바꿔 반대쪽도 같은 방법으로 실시한다.

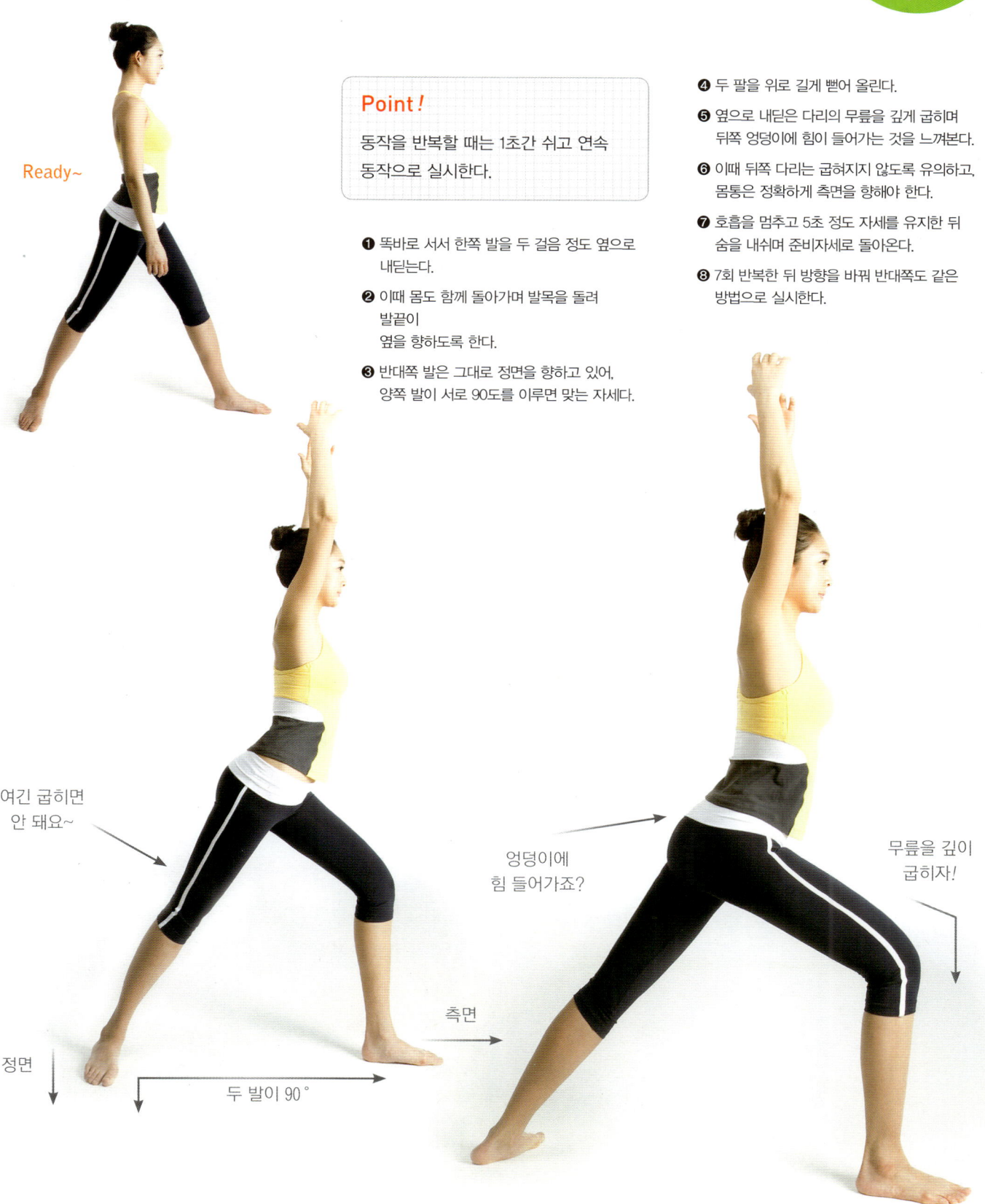

::Section 2 _ 무릎관절

02 무릎 구부려 자세 낮추며 팔 들어올리기

운동 횟수
7회

운동 효과
무릎관절 유연성 증대

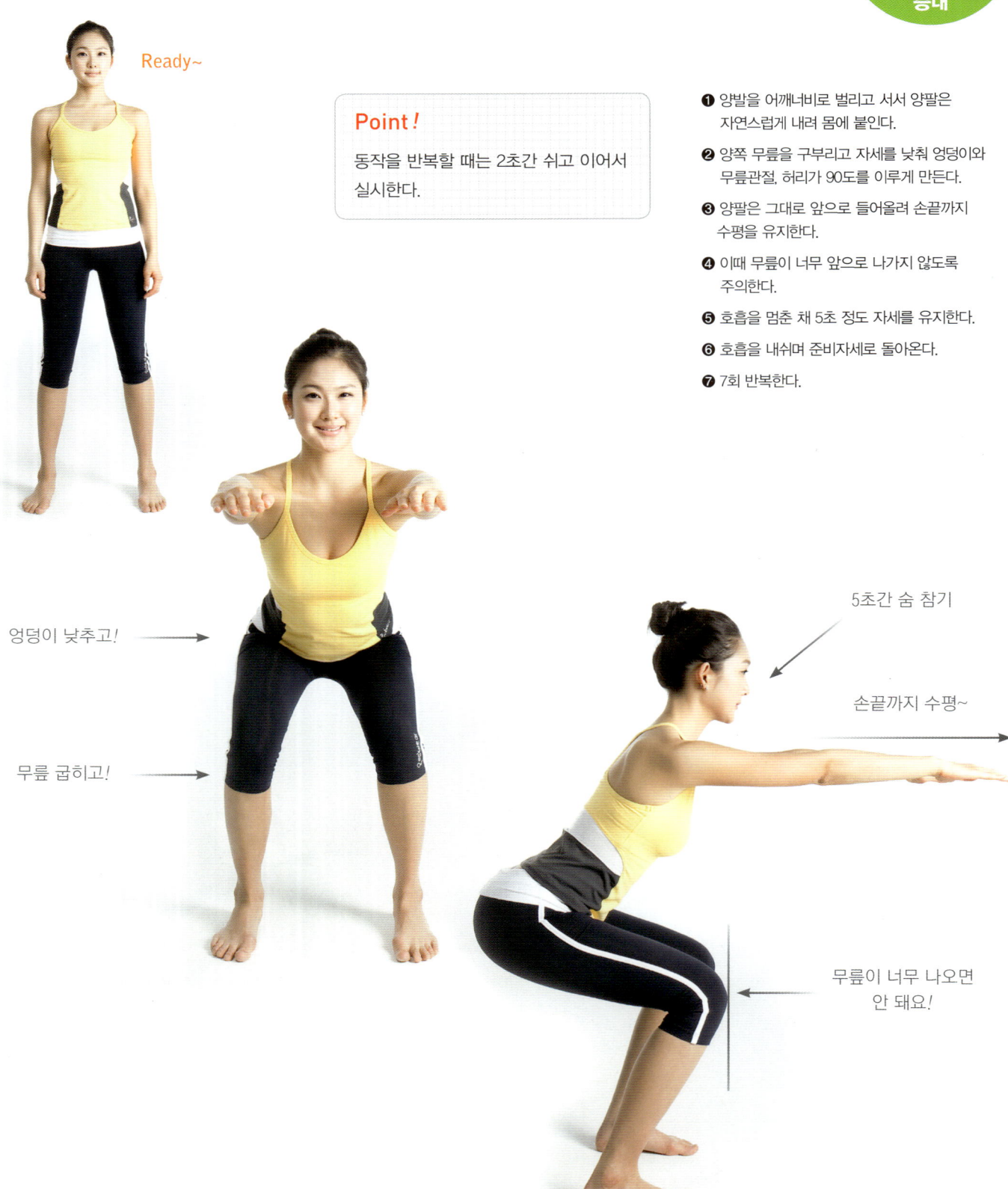

Ready~

Point !
동작을 반복할 때는 2초간 쉬고 이어서 실시한다.

❶ 양발을 어깨너비로 벌리고 서서 양팔은 자연스럽게 내려 몸에 붙인다.

❷ 양쪽 무릎을 구부리고 자세를 낮춰 엉덩이와 무릎관절, 허리가 90도를 이루게 만든다.

❸ 양팔은 그대로 앞으로 들어올려 손끝까지 수평을 유지한다.

❹ 이때 무릎이 너무 앞으로 나가지 않도록 주의한다.

❺ 호흡을 멈춘 채 5초 정도 자세를 유지한다.

❻ 호흡을 내쉬며 준비자세로 돌아온다.

❼ 7회 반복한다.

엉덩이 낮추고!

무릎 굽히고!

5초간 숨 참기

손끝까지 수평~

무릎이 너무 나오면 안 돼요!

::Section 2 _ 무릎관절

03 다리 교차시킨 채 상체 앞으로 숙이기

운동 횟수
좌우 각각 7회

운동 효과
무릎관절 유연성 증대

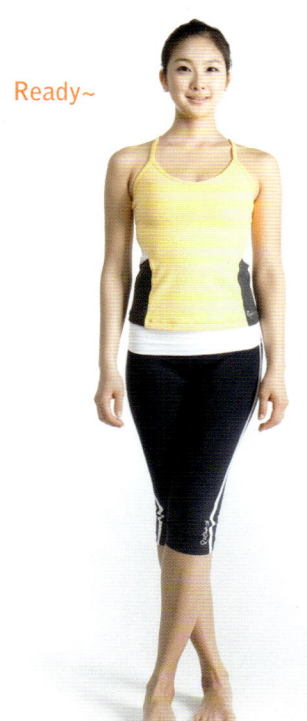

Ready~

Point!
동작을 반복할 때는 3초간 쉬고 이어서 실시한다.

❶ 바른 자세로 서서 두 다리를 교차시켜 양 무릎을 X자로 만든다.
❷ 호흡을 내쉬며 상체를 앞으로 숙인다.
❸ 팔은 그대로 늘어뜨리는데, 손끝이 바닥에 닿을 정도로 굽히면 된다.
❹ 이때 다리가 굽혀지지 않도록 유의한다.
❺ 호흡을 멈춘 채 5초간 자세를 유지한다.
❻ 호흡을 들이쉬며 준비자세로 돌아온다.
❼ 7회 반복한 뒤 다리 위치를 바꿔 반대쪽도 같은 방법으로 실시한다.

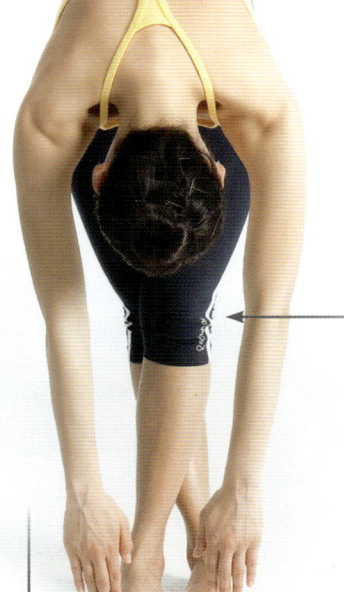

무릎은 X자로 교차!

바닥에 닿을 정도로 깊이…

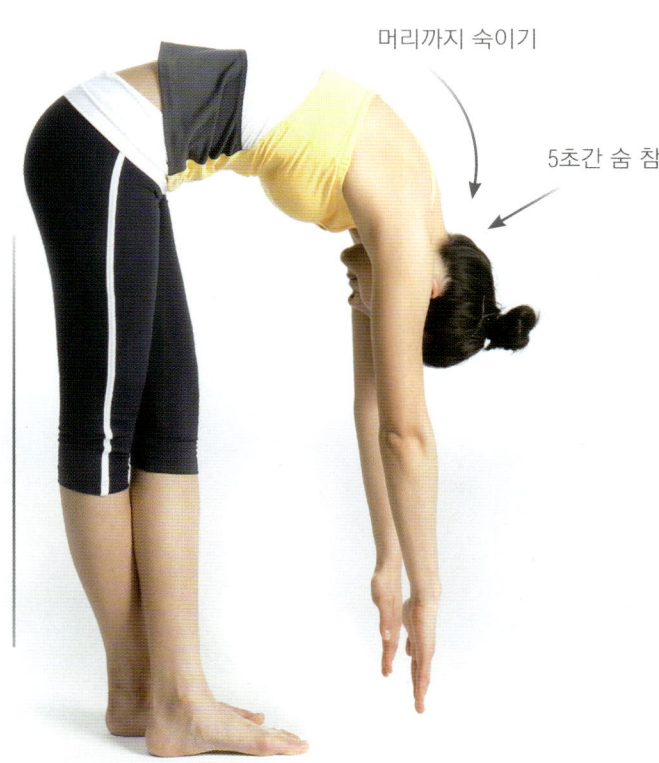

머리까지 숙이기

5초간 숨 참기

다리가 굽혀지면 안 돼요!

::Section 2 _ 무릎관절

04 다리 들어올려 뒤꿈치 힘으로 엉덩이 들어올리기

운동 횟수
7회

운동 효과
무릎관절 유연성 증대

Point!
동작을 반복할 때는 2초간 쉬고 이어서 실시한다.

❶ 양쪽 다리를 약간 벌린 채 의자 위에 올리고 눕는다.
❷ 이때 의자에 올린 발은 발뒤꿈치만 의자에 닿게 하고, 무릎과 엉덩이는 90도가 되도록 한다.
❸ 호흡을 멈추고 뒤꿈치로 의자를 누르며 엉덩이를 들어올린다. 이때 허리에 힘이 들어가면 안 된다.
❹ 팔과 손바닥은 바닥에 붙여 몸을 지탱한다.
❺ 호흡을 멈춘 채 5초 정도 자세를 유지한다.
❻ 천천히 준비자세로 돌아온 뒤 반복한다.

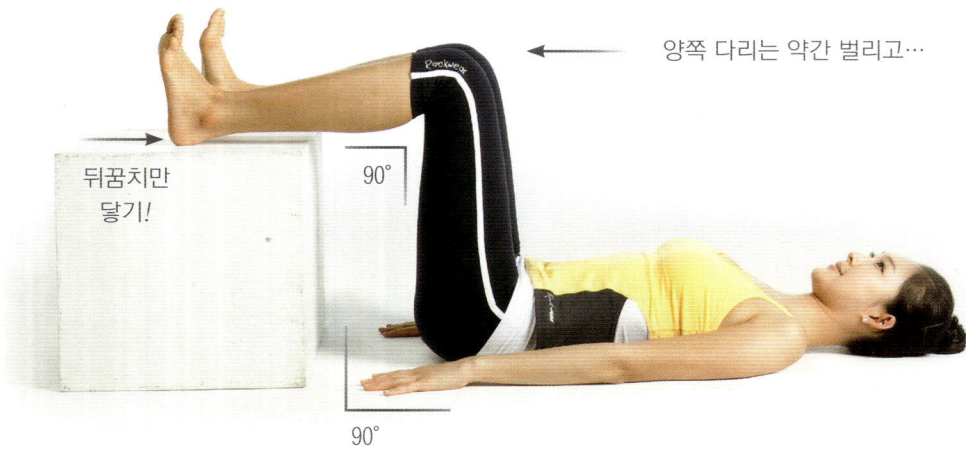

양쪽 다리는 약간 벌리고…
뒤꿈치만 닿기!
90°
90°

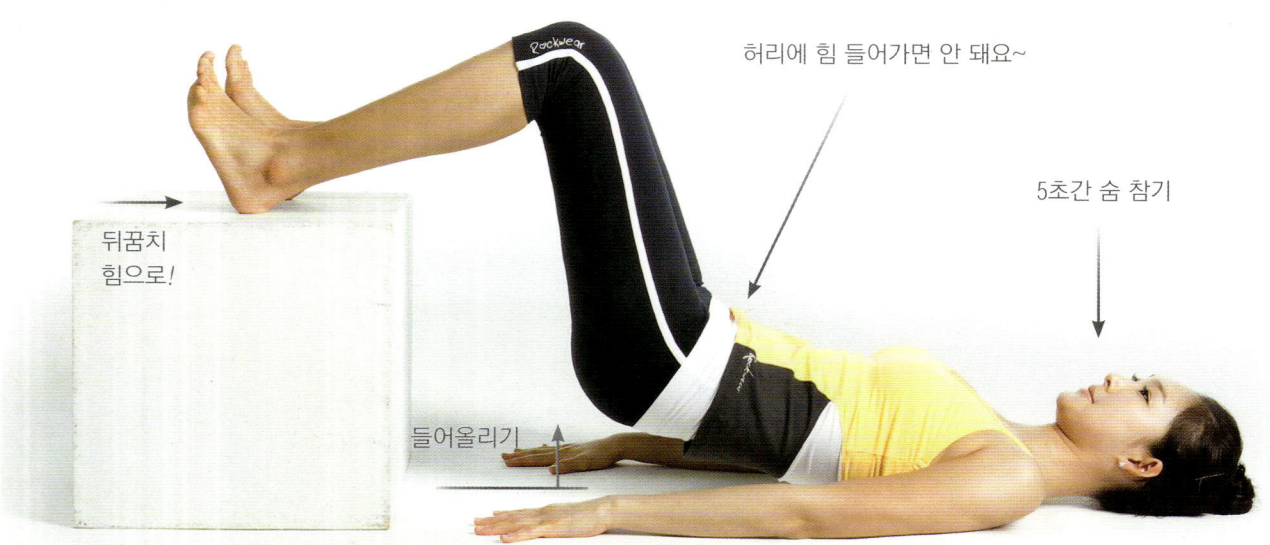

허리에 힘 들어가면 안 돼요~
5초간 숨 참기
뒤꿈치 힘으로!
들어올리기

::Section 2 _ 무릎관절

05 바닥에 엎드려 한쪽 발목 잡아당기기

운동 횟수
좌우 각각 7회

운동 효과
무릎관절 유연성 증대

Point !
동작을 반복할 때는 1초간 쉬고 이어서 실시한다.

❶ 바닥에 엎드려 양손을 겹쳐 턱 아래 받친다.
❷ 다리를 뒤로 구부려 손으로 발등을 잡는다.
❸ 상체를 살짝 들어올리며 다리를 엉덩이 쪽으로 잡아당긴다.
❹ 호흡을 멈춘 채 5초간 자세를 유지한다.
❺ 호흡을 내쉬며 천천히 준비자세로 돌아온다.
❻ 7회 반복한 뒤 방향을 바꿔 반대쪽도 같은 방법으로 실시한다.

Ready~

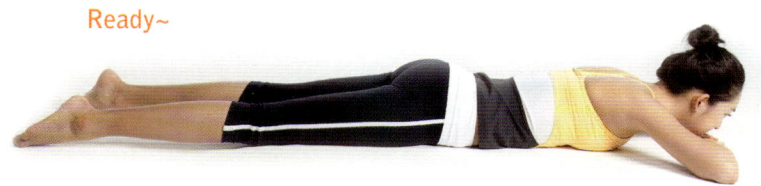

발등 잡고
↓

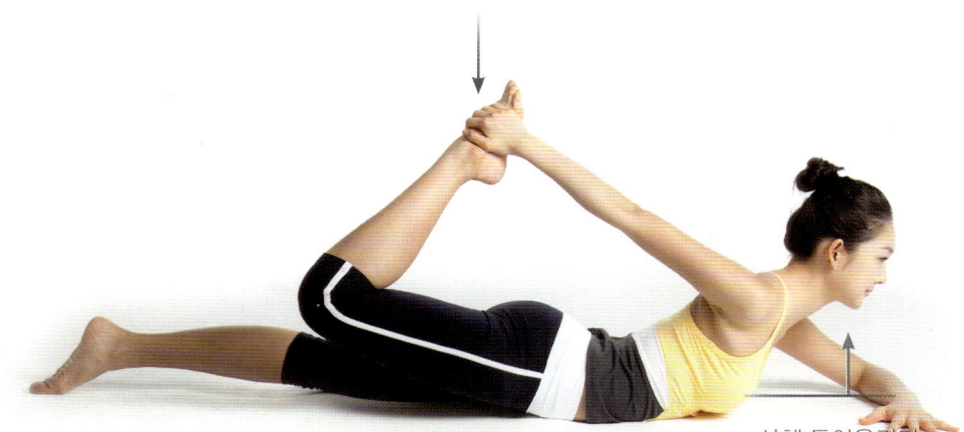

상체 들어올리며…

5초간 숨 참기
↓

잡아당기세요! →

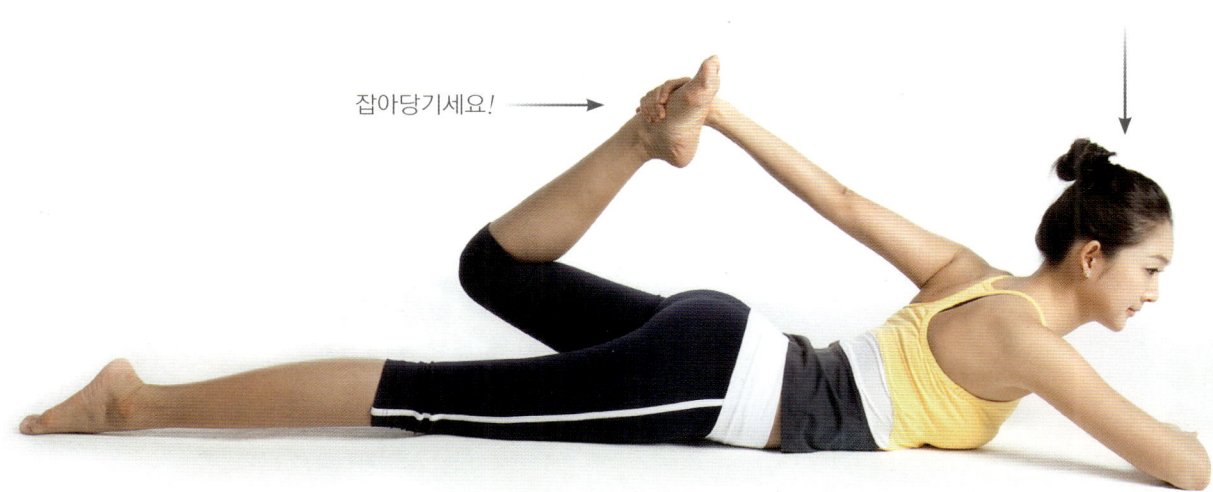

::Section 3 _ 발목관절

01 한쪽발 받침대에 걸치고 상체 숙이기

운동 횟수
좌우 각각 7회

운동 효과
발목관절 유연성 증대

Ready~

Point !
동작을 반복할 때는 중간에 쉬지 말고 연속동작으로 이어서 실시한다.

❶ 한쪽 다리는 무릎을 꿇고 한쪽 다리는 무릎을 세우고 앉는다.
❷ 무릎 세운 쪽 발을 받침대 위에 1/3가량 걸치고 양손을 모아 무릎 위에 얹는다.
❸ 엉덩이를 들어올리며 머리와 허리를 살짝 앞으로 숙인다.
❹ 이때 체중은 받침대 위에 올려놓은 발의 뒤꿈치로 이동한다.
❺ 상체를 숙일 때 뒤꿈치가 들리지 않도록 주의한다.
❻ 자연스럽게 호흡하며 5초 정도 자세를 유지한 뒤 준비자세로 돌아온다.
❼ 7회 반복한 뒤 방향을 바꿔 반대쪽도 같은 방법으로 실시한다.

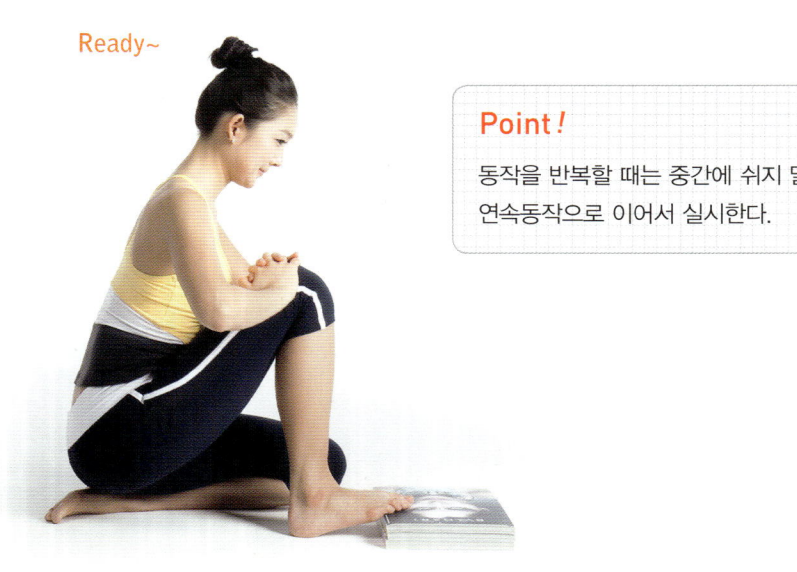

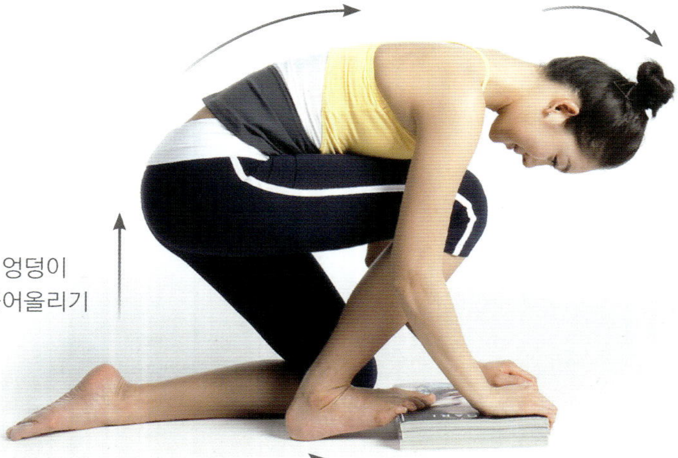

엉덩이 들어올리기

체중을 뒤꿈치로…

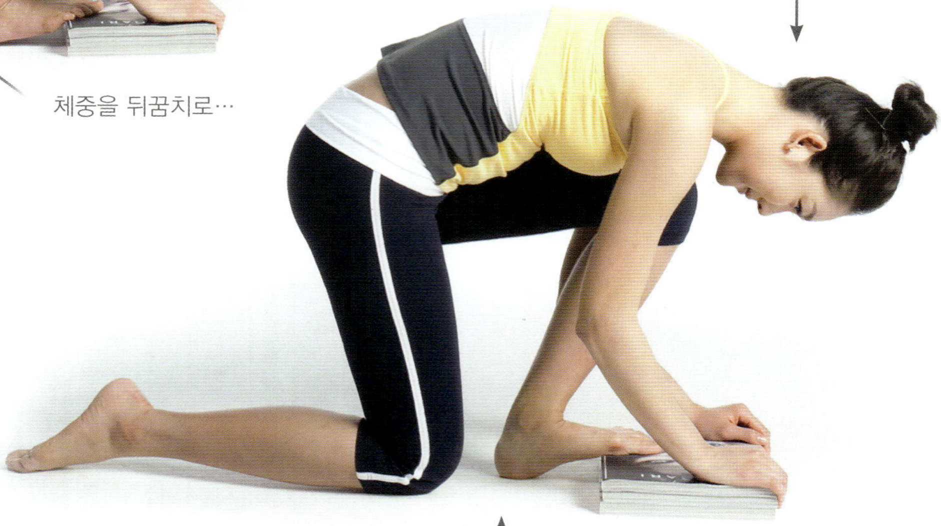

호흡은 자연스럽게…

뒤꿈치가 들리지 않게 주의!

::Section 3 _ 발목관절

02 발바닥에 체중 분배하며 뒤꿈치 들어올리기

운동 횟수
7회

운동 효과
발목관절 유연성 증대

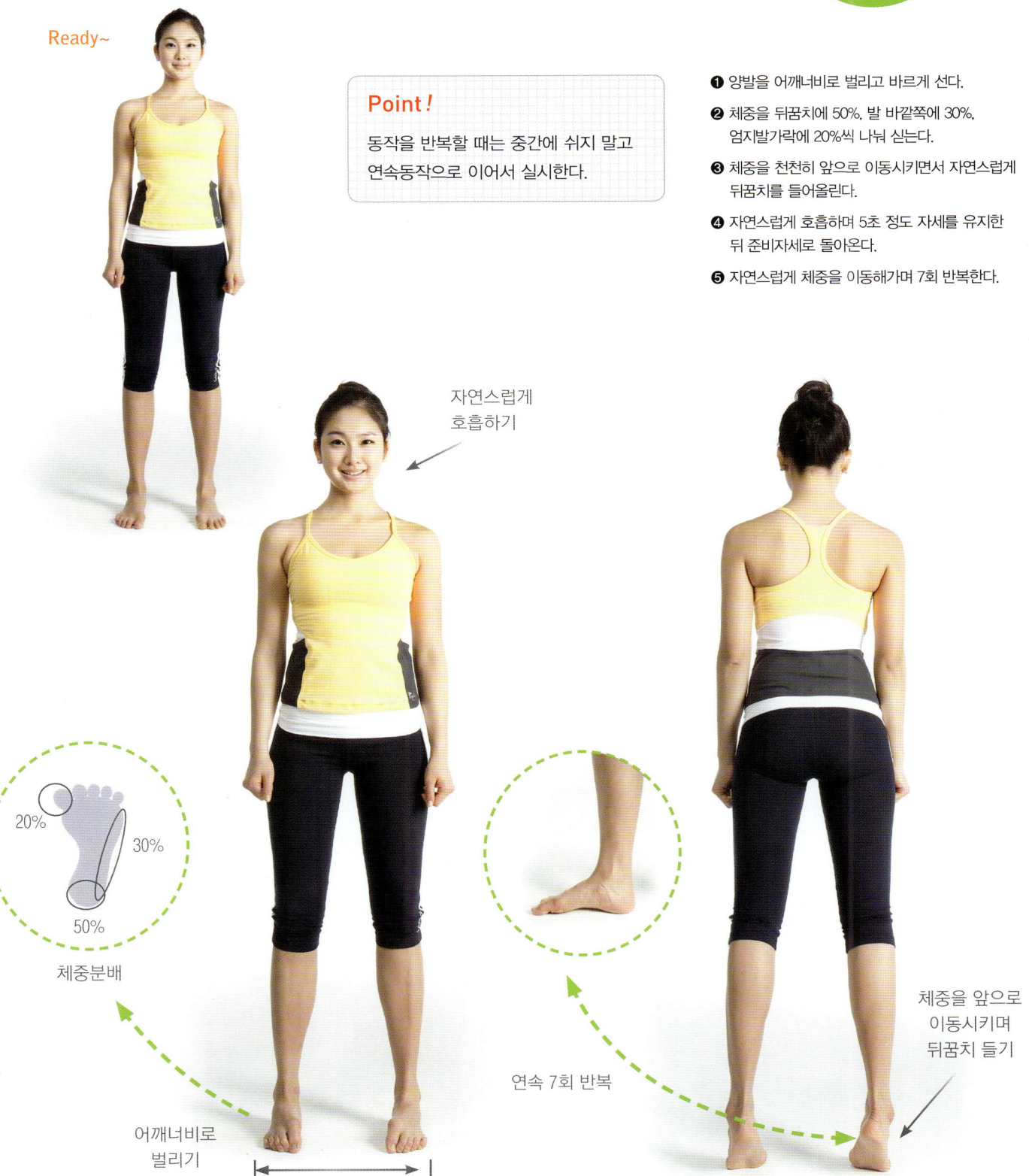

Point!
동작을 반복할 때는 중간에 쉬지 말고 연속동작으로 이어서 실시한다.

❶ 양발을 어깨너비로 벌리고 바르게 선다.
❷ 체중을 뒤꿈치에 50%, 발 바깥쪽에 30%, 엄지발가락에 20%씩 나눠 싣는다.
❸ 체중을 천천히 앞으로 이동시키면서 자연스럽게 뒤꿈치를 들어올린다.
❹ 자연스럽게 호흡하며 5초 정도 자세를 유지한 뒤 준비자세로 돌아온다.
❺ 자연스럽게 체중을 이동해가며 7회 반복한다.

::Section 3 _ 발목관절

03 발바닥에 벨트 걸고 한쪽 발목 잡아당기기

운동 횟수
좌우 각각 7회

운동 효과
발목관절 유연성 증대

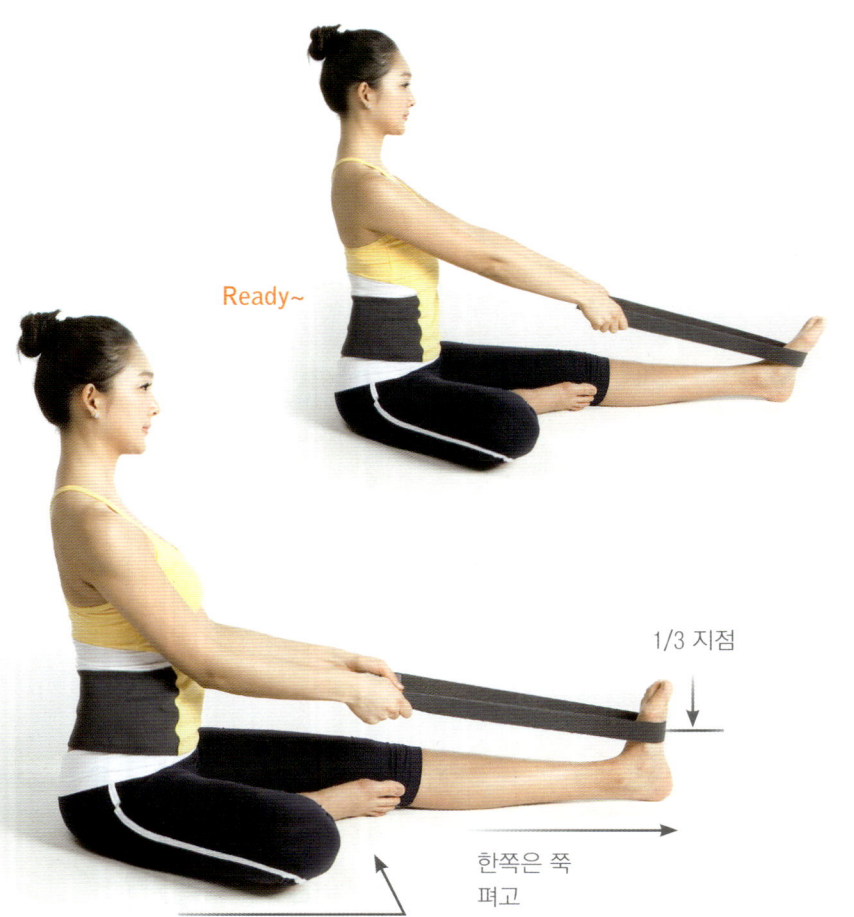

Ready~

1/3 지점

한쪽은 쭉 펴고

한쪽은 구부리고

5초간 숨 참기

몸 쪽으로 당기세요!

Point!
동작을 반복할 때는 1초간 쉬고 이어서 실시한다.

❶ 바닥에 앉아 한쪽 다리는 안으로 구부리고 다른 한쪽은 쭉 편다.

❷ 앞으로 뻗은 발바닥에 넓은 끈이나 수건, 벨트를 걸친다.

❸ 이때 벨트나 수건의 위치는 발바닥 앞쪽 1/3 지점에 위치하게 한다.

❹ 호흡을 내쉬며 양쪽 팔에 힘을 주어 벨트를 몸쪽으로 잡아당긴다.

❺ 5초 정도 자세를 유지한 뒤 숨을 들이쉬며 준비자세로 돌아온다.

❻ 7회 반복한 뒤 방향을 바꿔 반대쪽도 같은 방법으로 실시한다.

::Section 3 _ 발목관절

04 양쪽 발 맞대서 **벨트 걸고 다리 들어올리기**

운동 횟수
7회

운동 효과
발목관절 유연성 증대

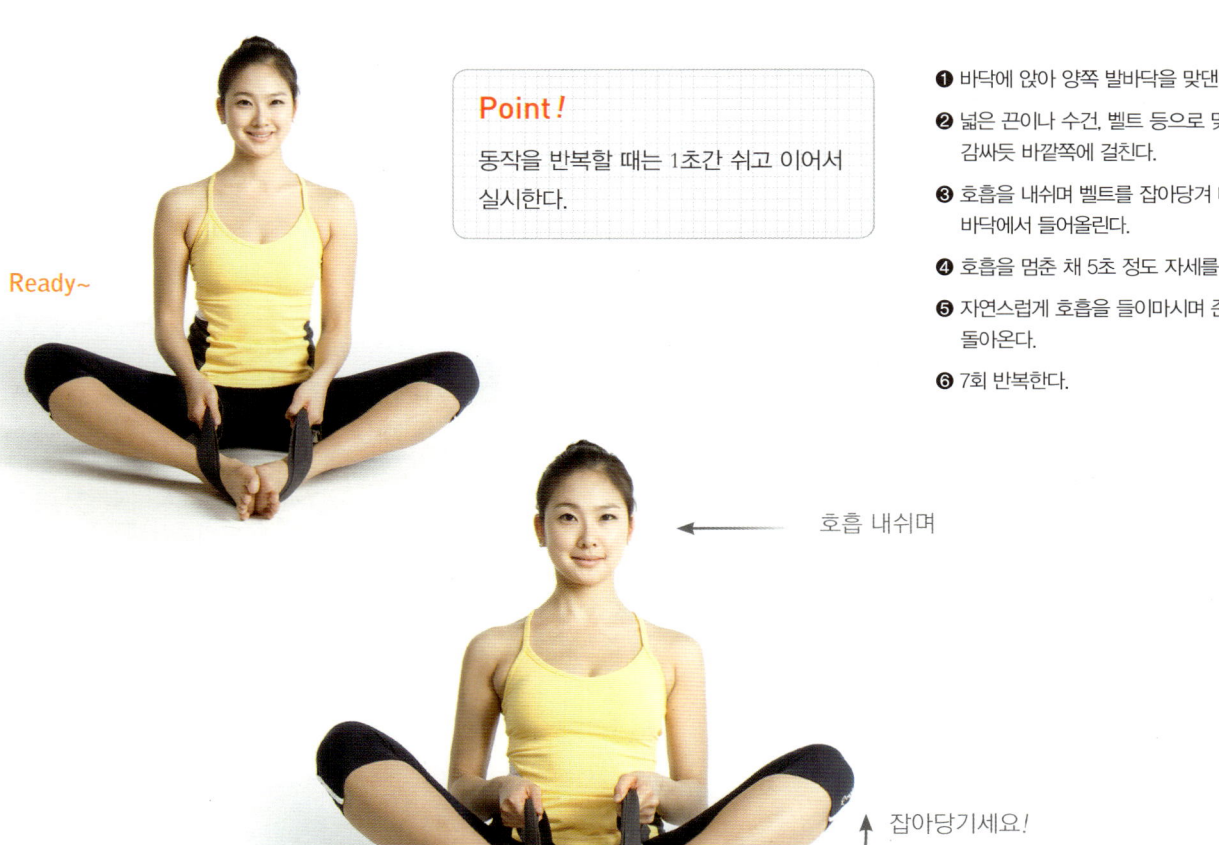

Point !
동작을 반복할 때는 1초간 쉬고 이어서 실시한다.

❶ 바닥에 앉아 양쪽 발바닥을 맞댄다.
❷ 넓은 끈이나 수건, 벨트 등으로 맞댄 발을 감싸듯 바깥쪽에 걸친다.
❸ 호흡을 내쉬며 벨트를 잡아당겨 다리를 바닥에서 들어올린다.
❹ 호흡을 멈춘 채 5초 정도 자세를 유지한다.
❺ 자연스럽게 호흡을 들이마시며 준비자세로 돌아온다.
❻ 7회 반복한다.

Ready~

← 호흡 내쉬며

잡아당기세요! ↗

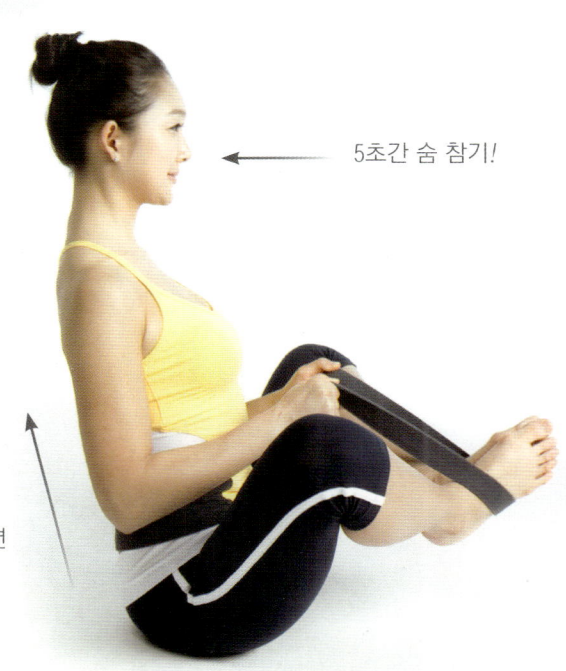

← 5초간 숨 참기!

너무 뒤로 넘어가면 안 돼요~

::Section 3 _ 발목관절

05 두 손으로 벽 짚고 서서 팔굽혀펴기

운동 횟수
7회

운동 효과
발목관절 유연성 증대

> **Point!**
> 동작을 반복할 때는 중간에 쉬지 말고 연속동작으로 이어서 실시한다.

❸ 호흡을 내쉬며 팔을 굽히는데, 뒤꿈치가 들리지 않도록 주의한다.
❹ 가능하면 머리가 벽에 닿을 정도로 팔을 깊이 굽힌다.
❺ 호흡을 멈춘 뒤 5초간 자세를 유지한다.
❻ 다시 숨을 들이마시며 준비자세로 돌아온다.
❼ 7회 반복한다.

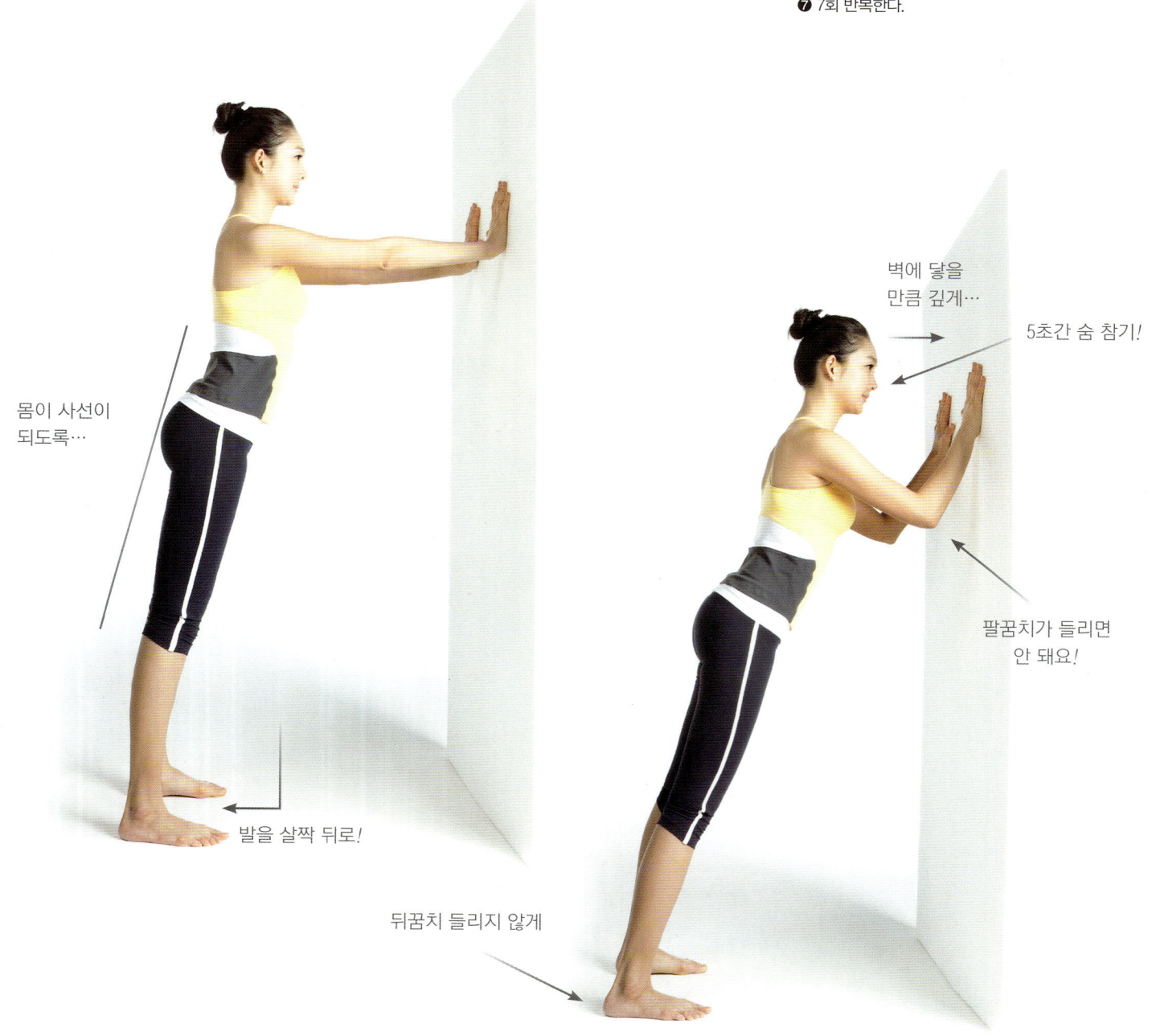

몸이 사선이 되도록…

발을 살짝 뒤로!

뒤꿈치 들리지 않게

벽에 닿을 만큼 깊게…

5초간 숨 참기!

팔꿈치가 들리면 안 돼요!

::Section 4 _ 잔근육

01 다리 옆으로 **벌리고 앉아 발등 잡기**

운동 횟수
좌우 각각 7회

운동 효과
벌어진 근육 바로잡기

Point!
동작을 반복할 때는 2초간 쉬고 이어서 실시한다.

❶ 바닥에 앉아 양쪽 다리를 좌우로 벌린다.

❷ 다리는 몸에 무리가 가지 않는 선에서 최대한 옆으로 벌린다.

❸ 상체를 한쪽 방향으로 숙이면서 양손을 쭉 뻗어 발등을 잡는다.

❹ 안쪽 허벅지 근육이 당겨지는 느낌에 집중하며 상체를 더 깊이 숙여본다.

❺ 무릎이 들리지 않도록 주의하며 발끝을 몸 쪽으로 당겨 발목을 플렉스한다.

❻ 자연스럽게 호흡하며 5초 정도 자세를 유지한 뒤 준비자세로 돌아온다.

❼ 7회 반복한 뒤 방향을 바꿔 반대쪽도 같은 방법으로 실시한다.

Ready~

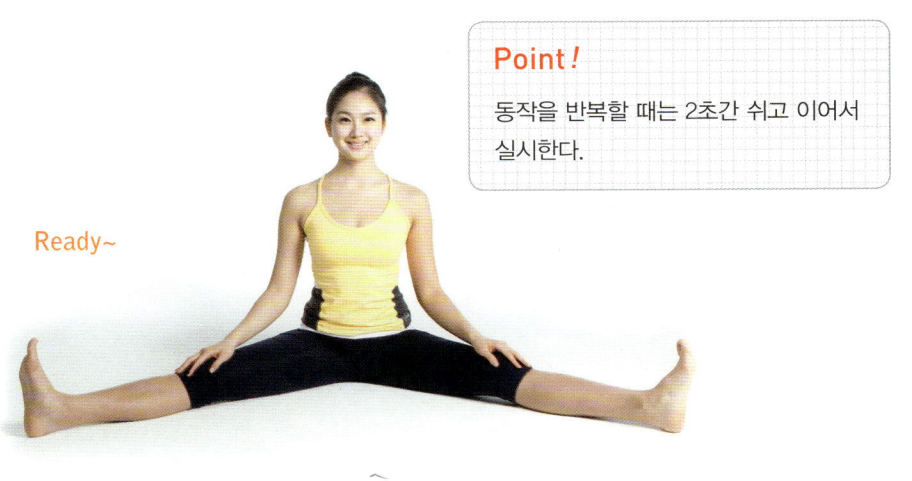

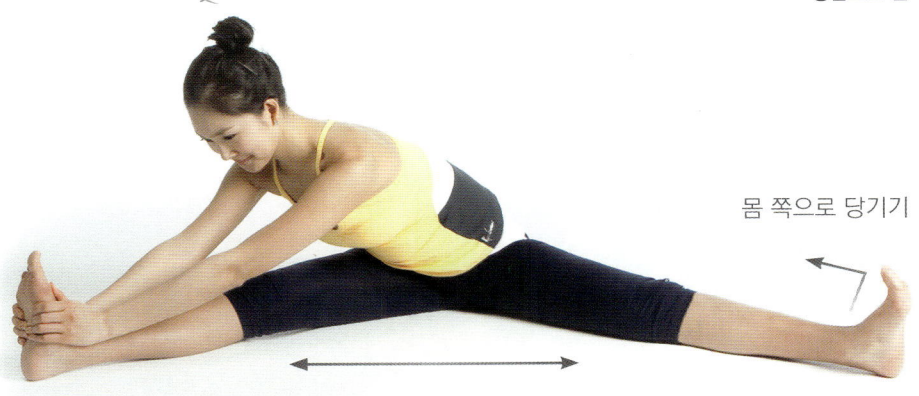

최대한 옆으로 벌리세요~

몸 쪽으로 당기기

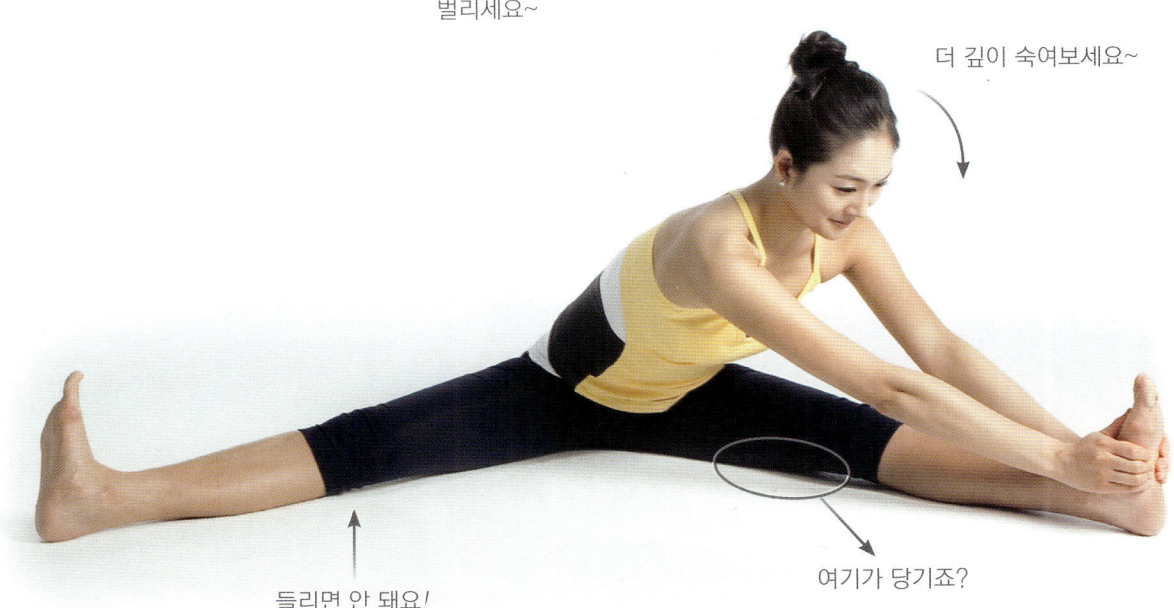

더 깊이 숙여보세요~

들리면 안 돼요!

여기가 당기죠?

::Section 4 _ 잔근육

02 옆으로 누워 **위쪽 다리 뻗어 올리기**

운동 횟수
좌우 각각 7회

운동 효과
벌어진 근육 바로잡기

Ready~

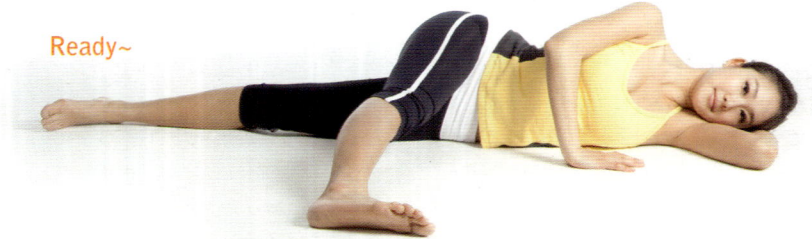

Point !
동작을 반복할 때는 중간에 쉬지 말고 연속동작으로 이어서 실시한다.

❶ 한쪽 팔을 굽혀 팔베개를 하고 옆으로 눕는다.

❷ 이때 위쪽 손은 가슴 앞쪽 바닥을 짚어 균형을 잡는다.

❸ 바닥쪽 다리는 아래로 길게 뻗고, 위쪽 다리는 앞으로 쭉 내어뻗는다.

❹ 호흡을 내쉬며 위쪽 다리를 위로 천천히 곧게 뻗어 올린다.

❺ 이때 발목도 힘을 주어 당기는데, 골반이 뒤로 과하게 넘어가지 않도록 주의한다.

❻ 호흡을 내쉬며 천천히 준비자세로 돌아온다.

❼ 7회 반복한 뒤 방향을 바꿔 반대쪽도 같은 방법으로 실시한다.

발목 힘 주어 당기기

천천히, 곧게!

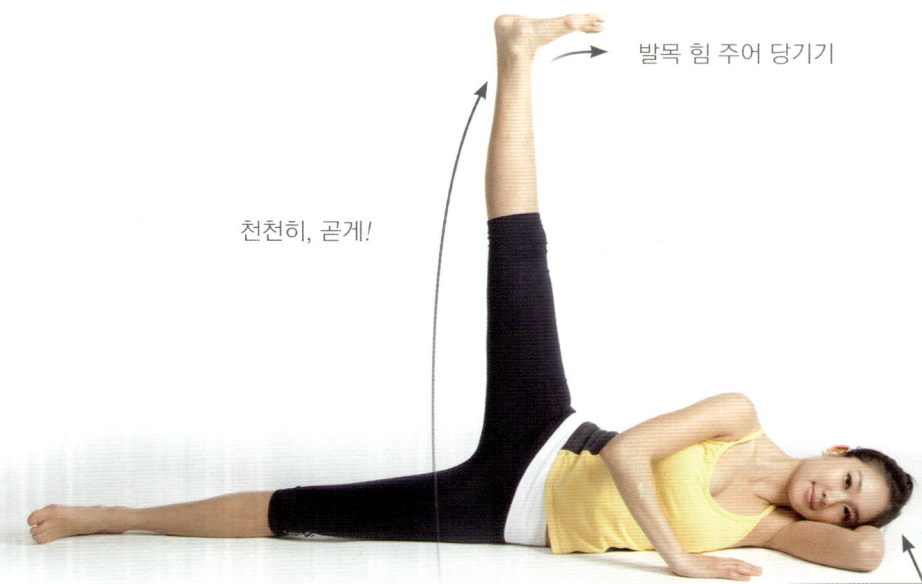

팔베개~

골반이 뒤로 넘어가면 안 돼요!

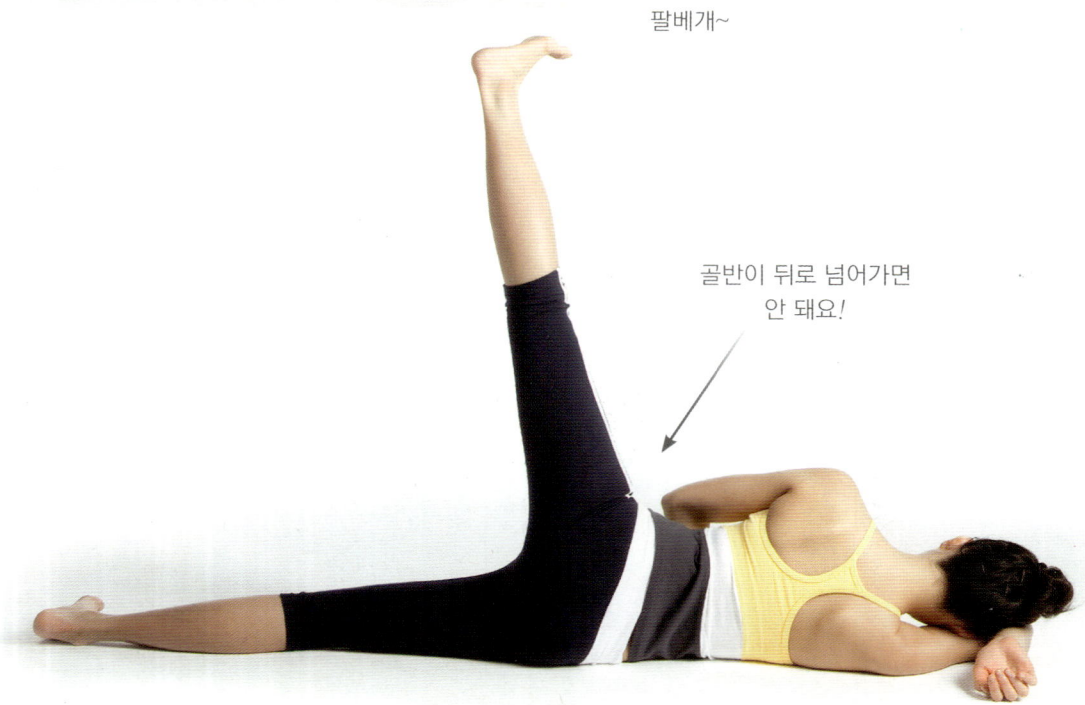

::Section 4 _ 잔근육

03 옆으로 누워 **바닥쪽 다리 들어올리기**

운동 횟수
좌우 각각 7회

운동 효과
벌어진 근육 바로잡기

Point!
동작을 반복할 때는 중간에 쉬지 말고 연속동작으로 이어서 실시한다.

❶ 한쪽 팔을 굽혀 팔베개를 하고 옆으로 눕는다.

❷ 이때 위쪽 손은 가슴 앞쪽 바닥을 짚어 균형을 잡는다.

❸ 바닥쪽 다리를 앞으로 내어뻗어 양 다리를 V자로 벌린다.

❹ 호흡을 내쉬며 바닥쪽 다리를 천천히 들어올린다.

❺ 이때 다리가 구부러지지 않도록 주의하며, 무릎을 곧게 뻗어 다리 전체를 동시에 들어올려야 한다.

❻ 호흡을 들이마시며 천천히 준비자세로 돌아온다.

❼ 발목은 계속 플렉스해서 발끝을 몸쪽으로 당겨준다.

❽ 7회 반복한 뒤 방향을 바꿔 반대쪽도 같은 방법으로 실시한다.

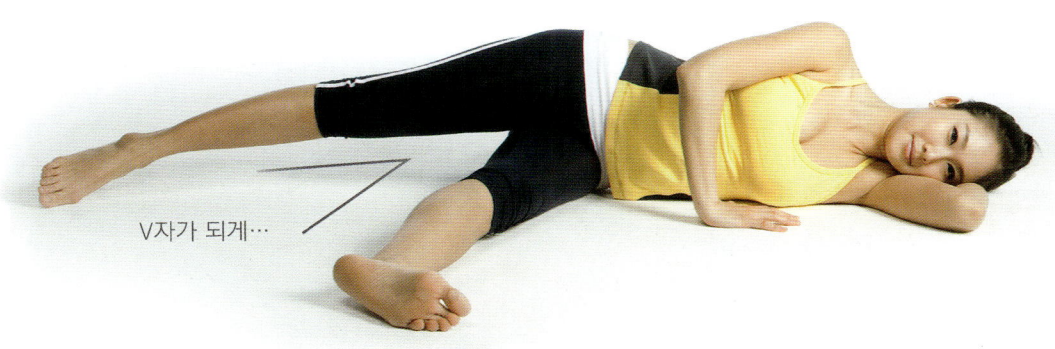

V자가 되게…

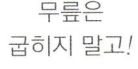

무릎은 굽히지 말고!

발목은 당기고…

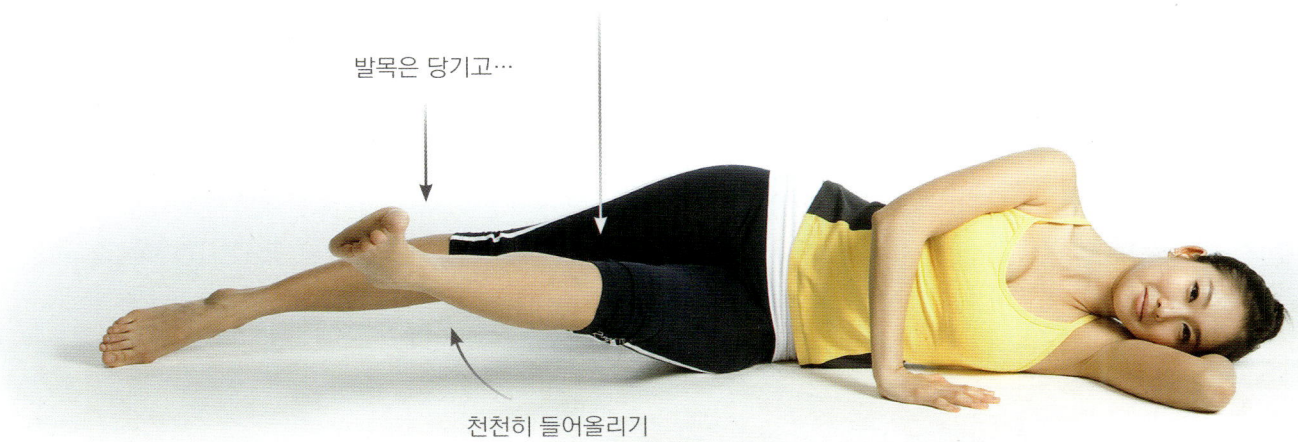

천천히 들어올리기

::Section 4 _ 잔근육

04 다리 펴고 엎드려 목 안으로 끌어당기기

운동 횟수
7회

운동 효과
벌어진 근육 바로잡기

> **Point!**
> 동작을 반복할 때는 2초간 쉬고 이어서 실시한다.

❶ 두 발을 붙인 채 다리를 쭉 펴고 상체를 앞으로 숙여 양손으로 바닥을 짚는다.
❷ 이때 무릎을 굽혀서는 안 되며, 뒤꿈치가 바닥에서 떨어지면 안 된다.
❸ 호흡을 내쉬며 머리와 목을 팔 안쪽으로 끌어당긴다.
❹ 호흡을 멈춘 채 5초간 자세를 유지한다.
❺ 호흡을 들이마시며 준비자세로 돌아온다.
❻ 7회 반복한다.

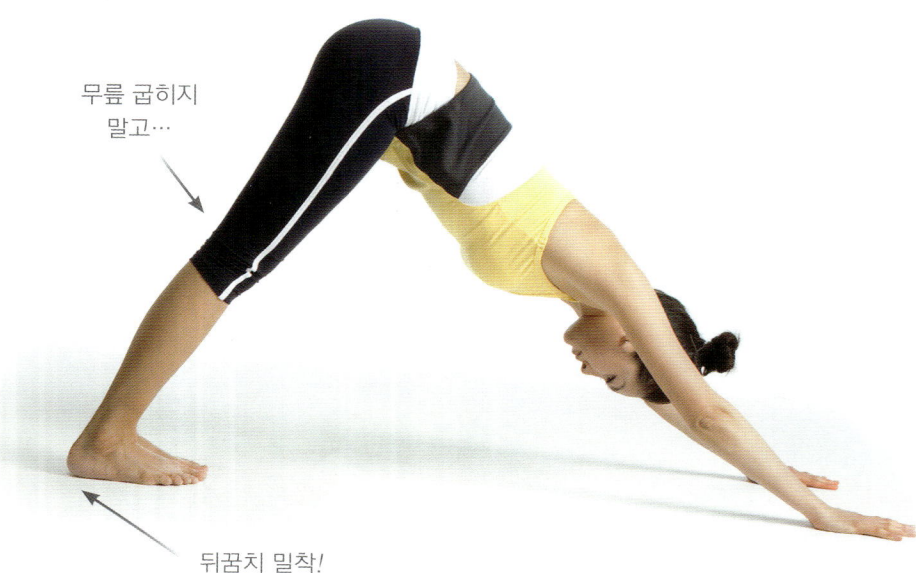

무릎 굽히지 말고…

뒤꿈치 밀착!

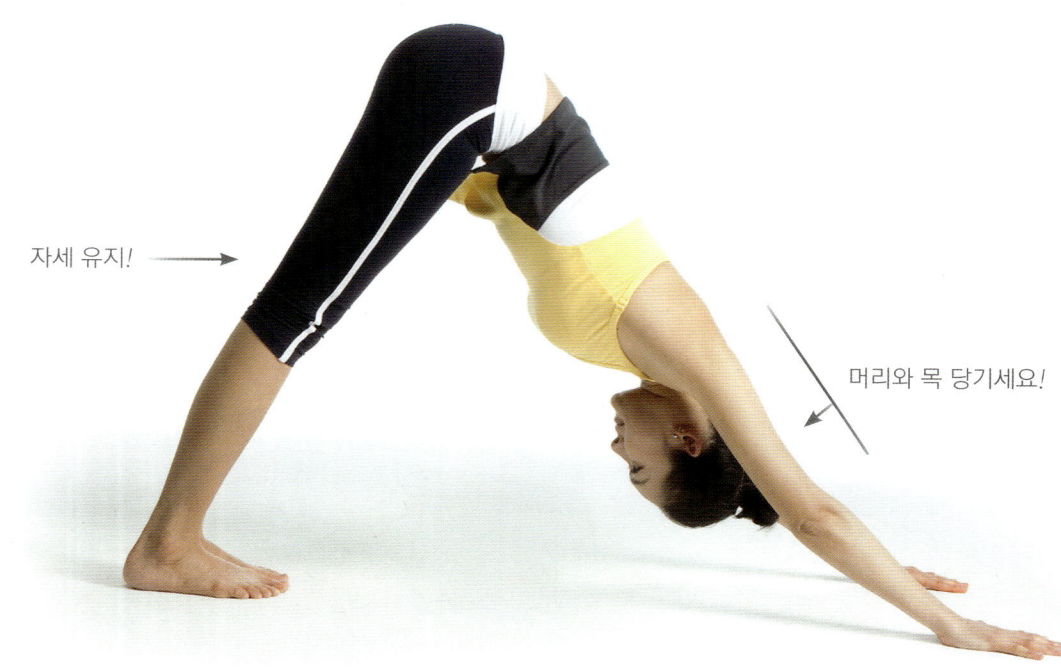

자세 유지!

머리와 목 당기세요!

::Section 4 _ 잔근육

05 고양이자세로 엎드려 다리 뻗어 올리기

운동 횟수
좌우 각각 7회

운동 효과
벌어진 근육 바로잡기

Point!
동작을 반복할 때는 중간에 쉬지 말고 연속동작으로 이어서 실시한다.

❶ 무릎과 팔꿈치를 바닥에 대고 고양이자세를 잡는다.
❷ 이때 머리가 엉덩이보다 약간 낮게 위치하도록 턱을 당기며 팔을 더 구부린다.
❸ 호흡을 내쉬며 한쪽 다리를 뒤쪽 사선으로 쭉 뻗어 올린다.
❹ 발목을 포인트하여 발끝까지 일자가 되도록 길게 뻗어준다.
❺ 호흡을 멈춘 채 5초 정도 자세를 유지한 뒤 준비자세로 돌아온다.
❻ 7회 반복한 뒤 방향을 바꿔 반대쪽도 같은 방법으로 실시한다.

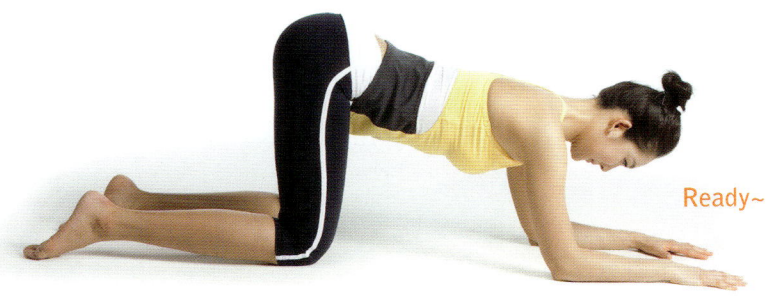

Ready~

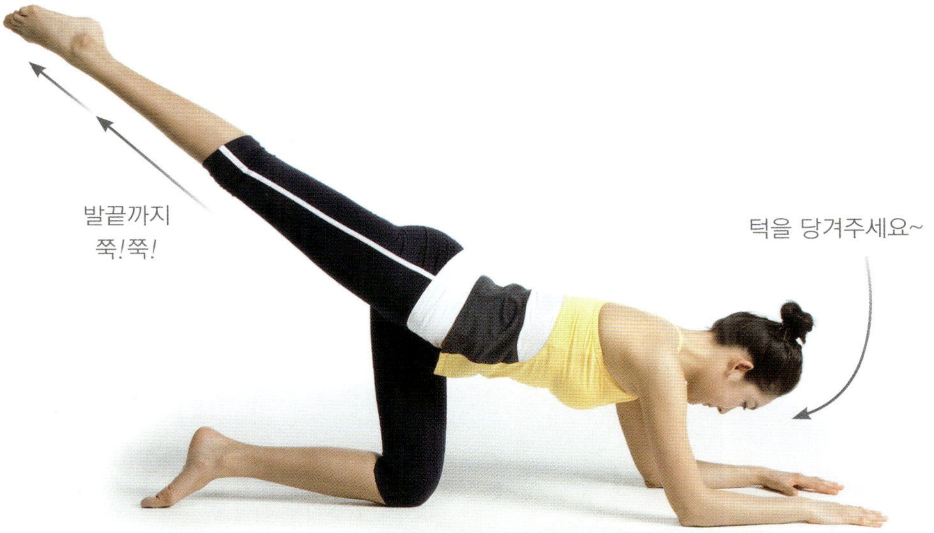

발끝까지 쭉!쭉!

턱을 당겨주세요~

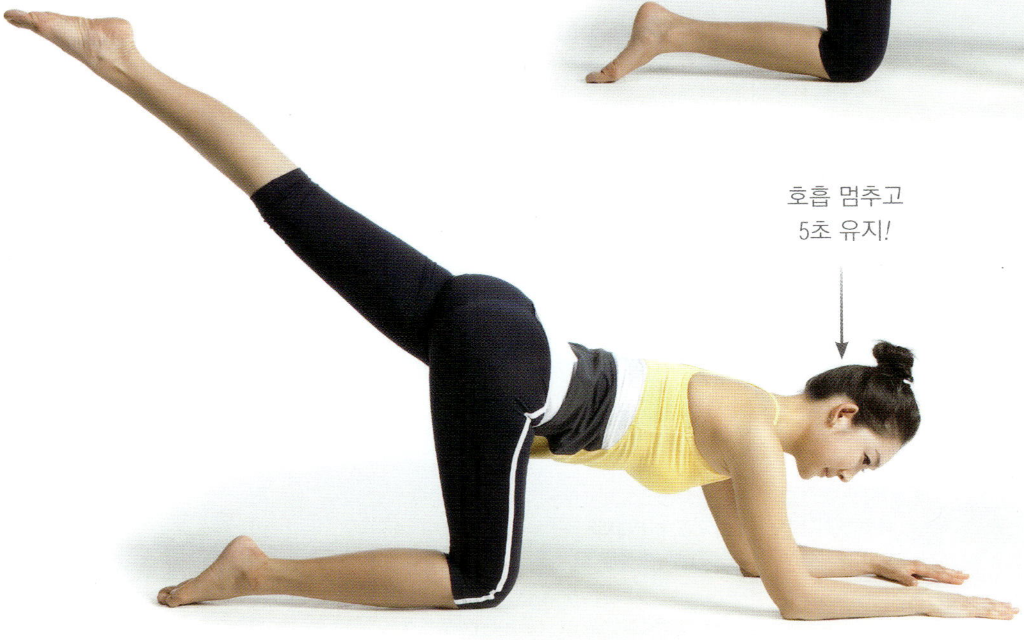

호흡 멈추고 5초 유지!

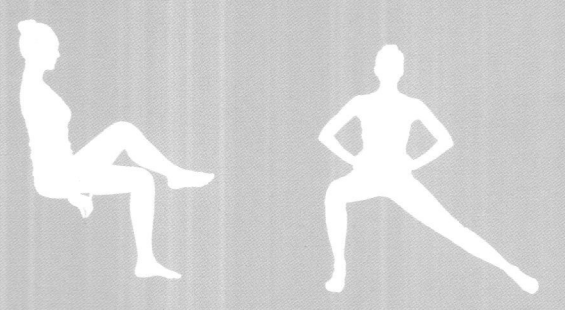

Part 2

밖으로 휜 O자형 다리

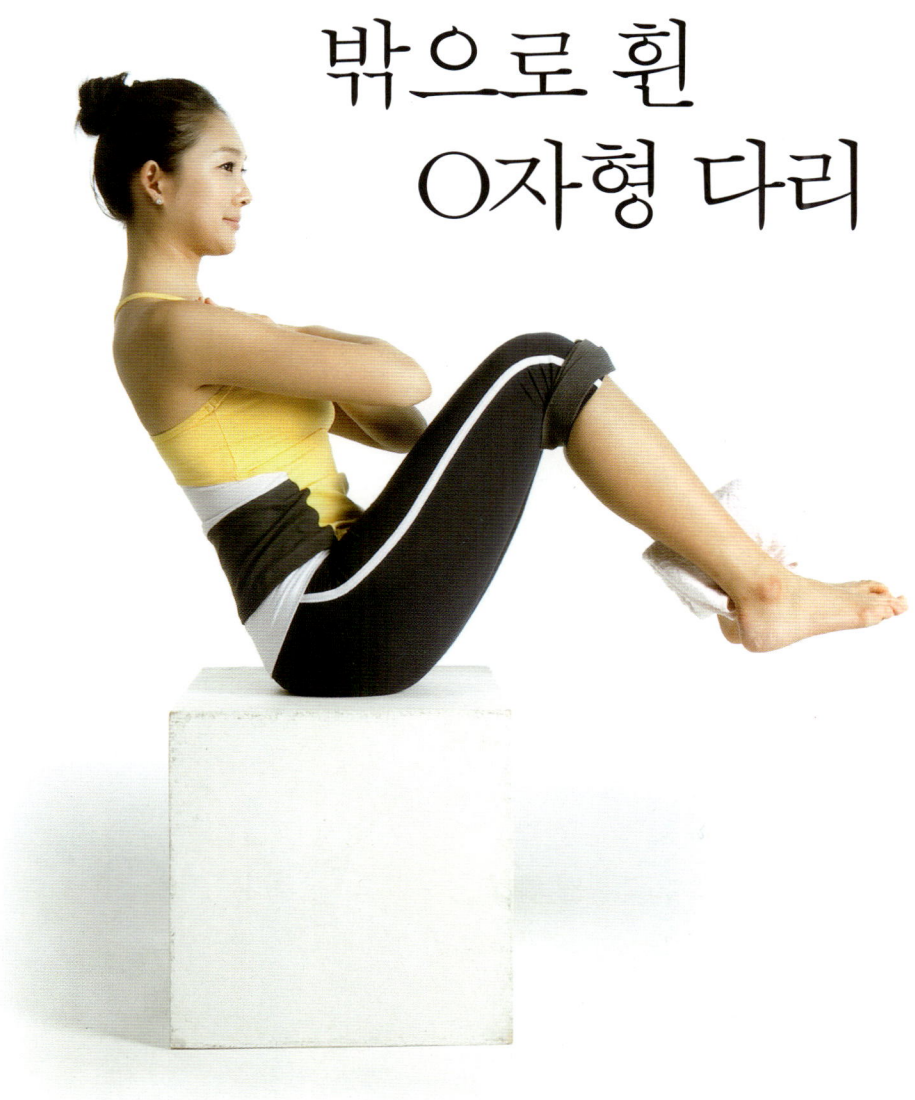

::Section 1 _ O자형 다리 맞춤 프로그램

01 뒤꿈치 붙이고 엉덩이 들어올리기

운동 횟수 7회

운동 효과 무릎관절 유연성 증대

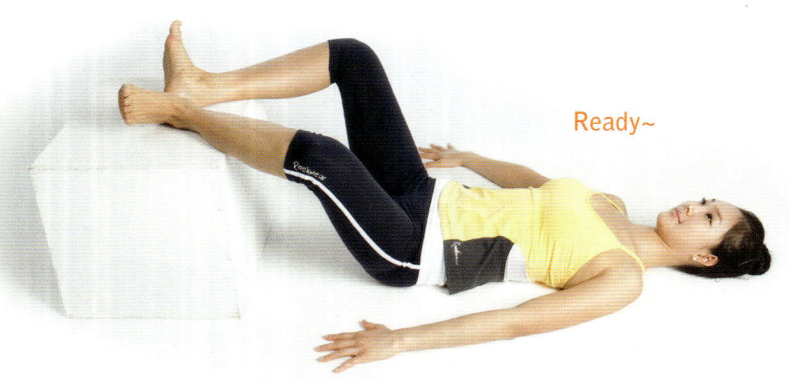

Ready~

뒤꿈치만 닿게!

허리에 힘 들어가면 안 돼요!

호흡 멈추고 엉덩이 들어올리기

Point!
동작을 반복할 때는 2초간 쉬고 이어서 실시한다.

❶ 바닥에 누워 무릎을 구부려 의자 위에 발을 올려놓는다.
❷ 이때 양발의 뒤꿈치를 붙이고 발가락 쪽은 벌려서 양발로 V자를 만든다.
❸ 양쪽 무릎을 벌려 허벅지 역시 V자로 만든다.
❹ 양팔은 좌우로 넓게 벌려 몸을 지탱한다.
❺ 호흡을 멈춘 채 그대로 엉덩이를 들어올려 5초 정도 자세를 유지한다.
❻ 이때는 허리의 힘이 아니라 뒤꿈치를 누르는 힘을 이용해야 한다.
❼ 호흡을 내쉬며 준비자세로 돌아온다.
❽ 7회 반복한다.

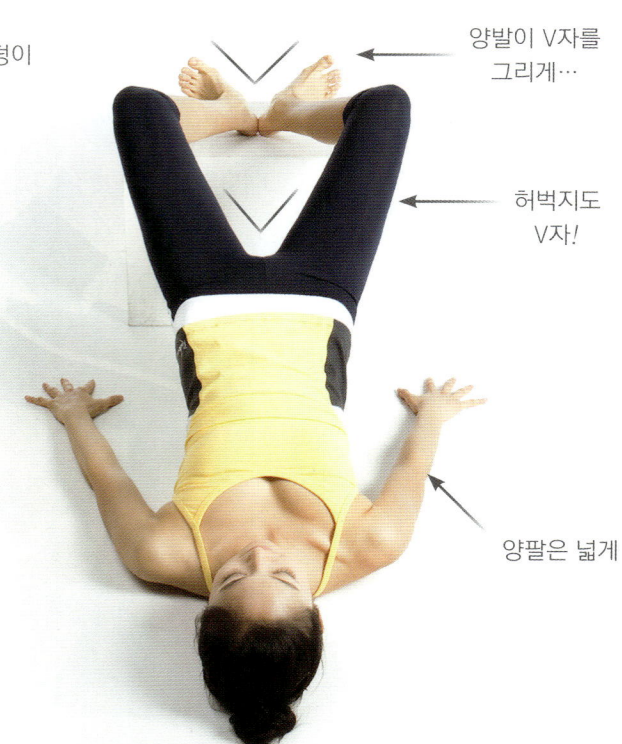

양발이 V자를 그리게…

허벅지도 V자!

양팔은 넓게

::Section 1 _ O자형 다리 맞춤 프로그램

02 벽에 기대서서 뒤꿈치 붙이고 자세 낮추기

운동 횟수
7회

운동 효과
엉덩이관절 유연성 증대

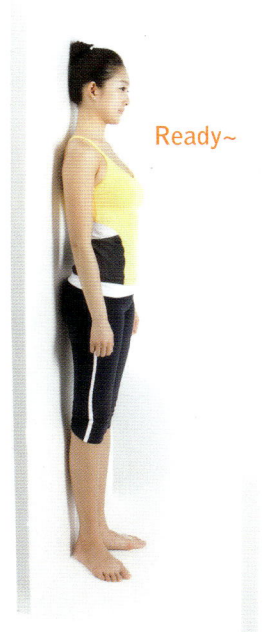

Ready~

Point!
동작을 반복할 때는 중간에 쉬지 말고 연속동작으로 이어서 실시한다.

❶ 벽에 기대서서 뒤꿈치를 붙이고 양발로 V자를 만든다.
❷ 이때 양팔은 자연스럽게 늘어뜨려 몸에 가볍게 붙인다.
❸ 벽에 등을 기댄 채 그대로 무릎을 구부려 자세를 낮춘다.
❹ 이때 다리가 너무 많이 벌어지지 않도록 주의한다.
❺ 자연스럽게 호흡하며 5초 정도 자세를 유지한 뒤 준비자세로 돌아온다.
❻ 7회 반복한다.

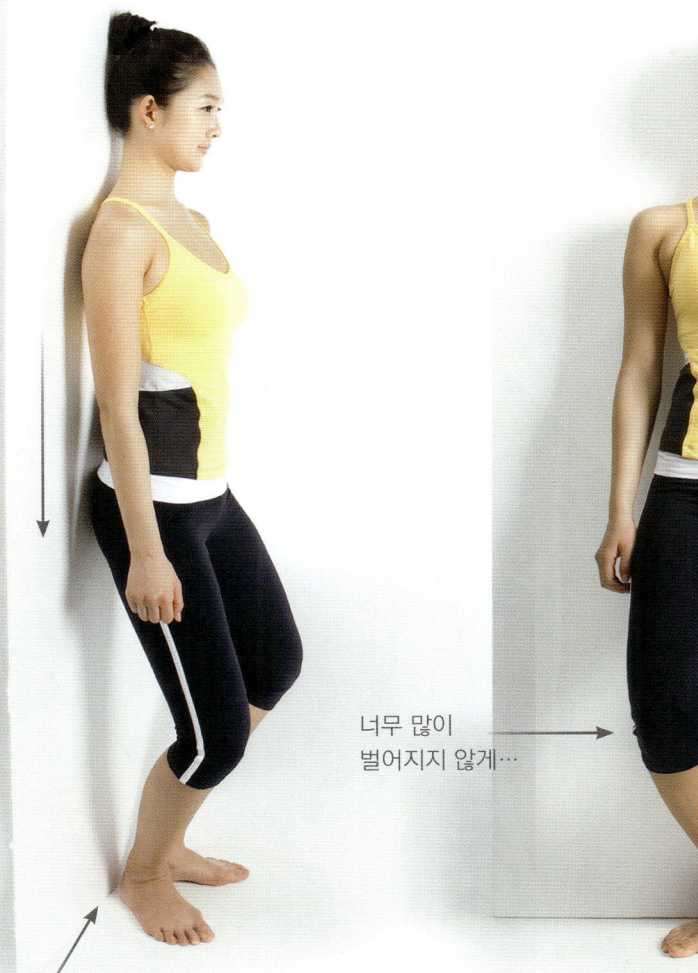

천천히 자세 낮추기

자연스럽게 호흡하며 5초

벽에 바짝 붙이세요~

너무 많이 벌어지지 않게…

양발은 V자!

::Section 1 _ O자형 다리 맞춤 프로그램

03 한 다리 **옆으로 내딛어 무릎 굽히기**

운동 횟수
좌우 각각 7회

운동 효과
하지관절 유연성 증대

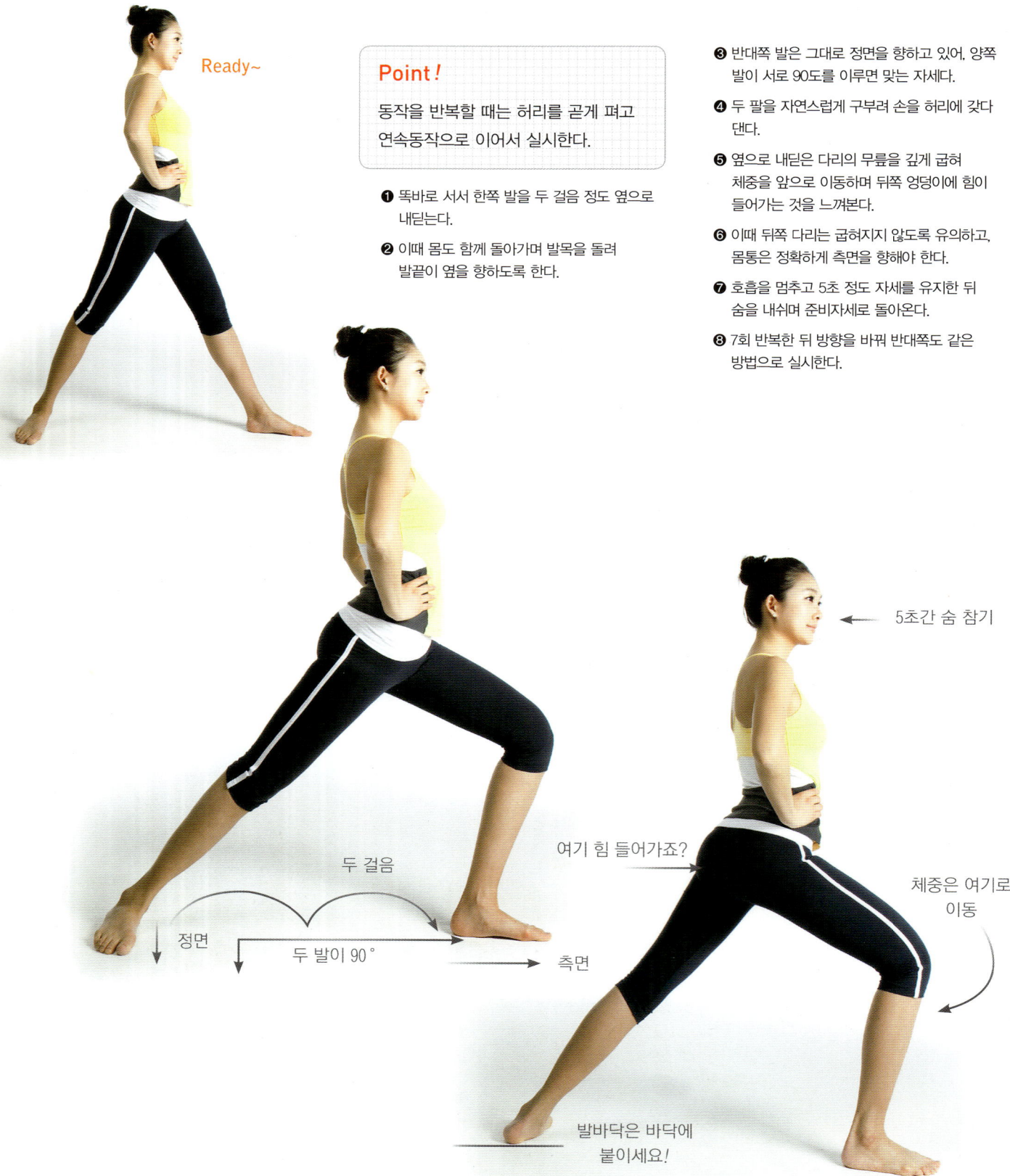

Ready~

Point !
동작을 반복할 때는 허리를 곧게 펴고 연속동작으로 이어서 실시한다.

❶ 똑바로 서서 한쪽 발을 두 걸음 정도 옆으로 내딛는다.

❷ 이때 몸도 함께 돌아가며 발목을 돌려 발끝이 옆을 향하도록 한다.

❸ 반대쪽 발은 그대로 정면을 향하고 있어. 양쪽 발이 서로 90도를 이루면 맞는 자세다.

❹ 두 팔을 자연스럽게 구부려 손을 허리에 갖다 댄다.

❺ 옆으로 내딛은 다리의 무릎을 깊게 굽혀 체중을 앞으로 이동하며 뒤쪽 엉덩이에 힘이 들어가는 것을 느껴본다.

❻ 이때 뒤쪽 다리는 굽혀지지 않도록 유의하고, 몸통은 정확하게 측면을 향해야 한다.

❼ 호흡을 멈추고 5초 정도 자세를 유지한 뒤 숨을 내쉬며 준비자세로 돌아온다.

❽ 7회 반복한 뒤 방향을 바꿔 반대쪽도 같은 방법으로 실시한다.

← 5초간 숨 참기

두 걸음

여기 힘 들어가죠?

체중은 여기로 이동

정면

두 발이 90°

측면

발바닥은 바닥에 붙이세요!

::Section 1 _ O자형 다리 맞춤 프로그램

04 무릎 안쪽으로 짐볼 누르며 자세 낮추기

운동 횟수
7회

운동 효과
하지관절 유연성 증대

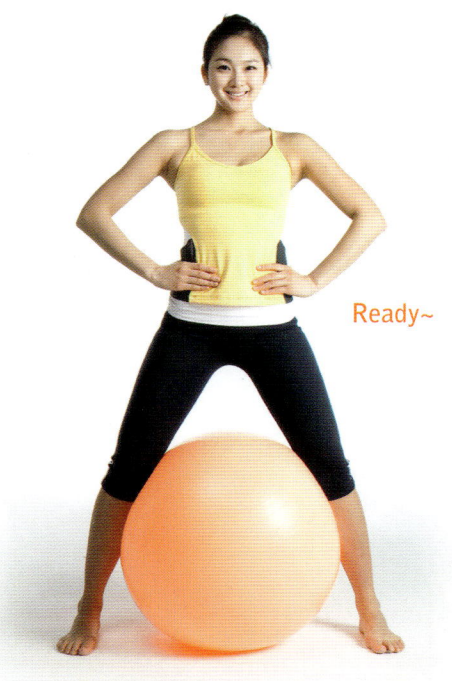
Ready~

> **Point !**
> 동작을 반복할 때는 중간에 쉬지 말고 연속동작으로 이어서 실시한다.

❶ 짐볼을 다리 사이에 놓고 상체를 똑바로 세워 바른 자세로 선다.
❷ 이때 양팔은 자연스럽게 구부려 양손을 골반 위에 올려놓는다.
❸ 허리를 곧게 세우고 무릎을 구부려 자세를 낮춘다.
❹ 자세를 낮출 때는 무릎 안쪽으로 힘을 주어 짐볼을 누르는 듯한 자세를 취한다.
❺ 자연스럽게 호흡하며 5초 정도 자세를 유지한 뒤 준비자세로 돌아온다.
❻ 7회 반복한다.

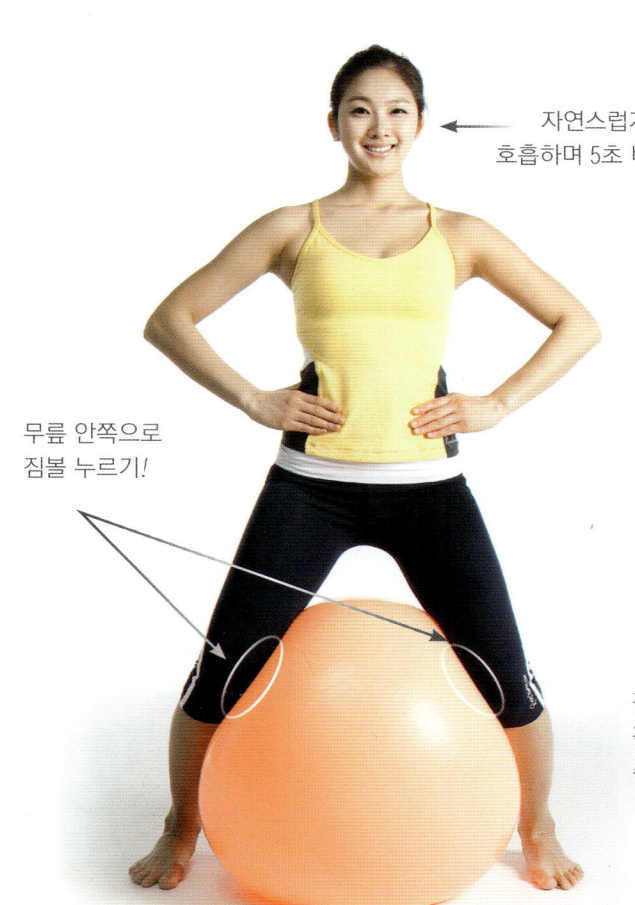

자연스럽게 호흡하며 5초 버티기

무릎 안쪽으로 짐볼 누르기!

집에 짐볼이 없으면 가상의 짐볼을 상상하면서 자세를 취해보세요.

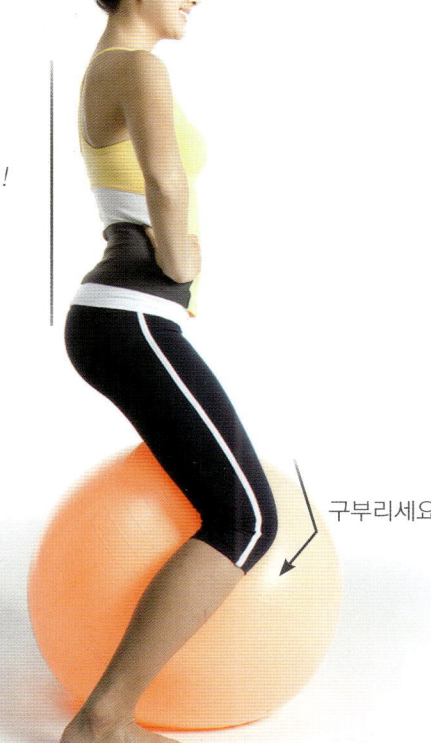

상체는 곧게!

구부리세요~

57

::Section 1 _ O자형 다리 맞춤 프로그램

05 발목 안쪽에 수건 말아 넣고 **다리 들어올리기**

운동 횟수
7회

운동 효과
엉덩이관절 유연성 증대

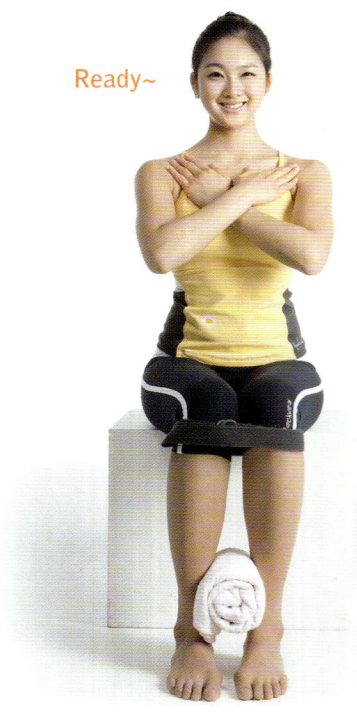

Ready~

Point !
동작을 반복할 때는 2초 정도 쉬고 이어서 실시한다.

❶ 의자에 앉아서 수건을 말아 복사뼈 바로 위에 끼운다.
❷ 넓은 끈이나 수건, 벨트 등으로 무릎 바로 아랫부분을 단단히 묶는다.
❸ 양손을 가슴 앞에서 X자로 교차하여 자세를 잡고, 허리를 곧게 편다.
❹ 호흡을 멈추고 다리를 천천히 들어올린다.
❺ 호흡을 멈춘 채 5초 정도 자세를 유지한다.
❻ 호흡을 내쉬며 준비자세로 돌아온다.
❼ 7회 반복한다.

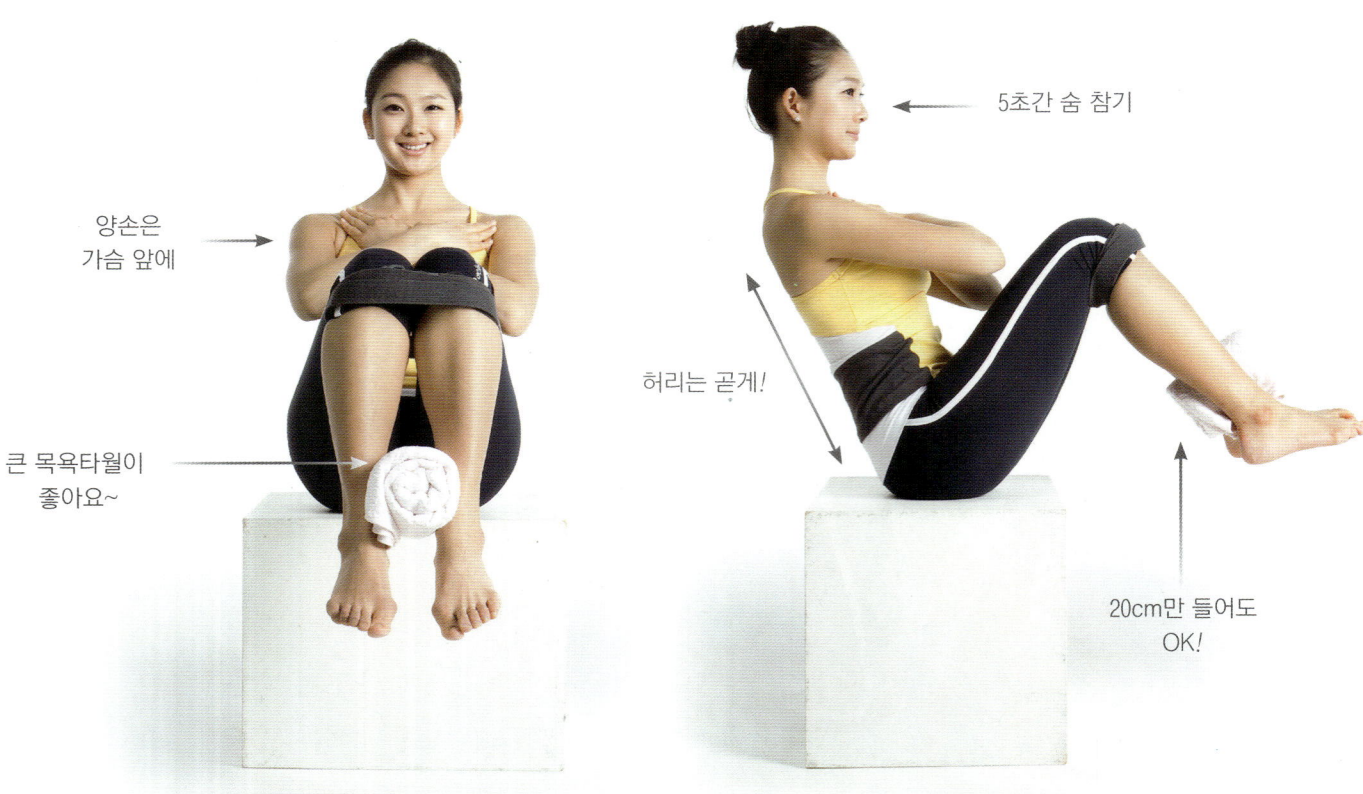

양손은 가슴 앞에

큰 목욕타월이 좋아요~

5초간 숨 참기

허리는 곧게!

20cm만 들어도 OK!

::Section 2 _ O자형 다리 데일리 생활체조

01 의자에 앉아서 양발로 V자 만들며 무릎 붙이기

운동 횟수
7회

운동 효과
하지근력 증대

Ready~

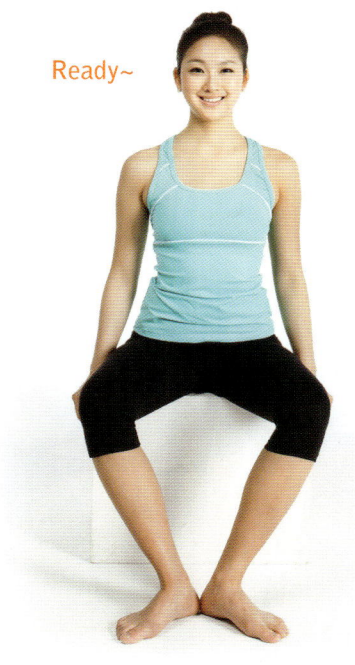

Point!
동작을 반복할 때는 3초 정도 쉬고 이어서 실시한다.

❶ 의자에 앉아 허리를 바르게 편다.
❷ 양쪽 발의 뒤꿈치는 맞붙여 두 발이 넓은 V자를 그리게 만든다.
❸ 무릎 안쪽에 힘을 주어 양 무릎을 붙인다.
❹ 양발의 V자를 좁게 만들면 운동의 효과가 없으니, 양쪽 발끝을 최대한 좌우로 벌린다.
❺ 자연스럽게 호흡하며 10초 정도 자세를 유지한 뒤 준비자세로 돌아온다.
❻ 7회 반복한다.

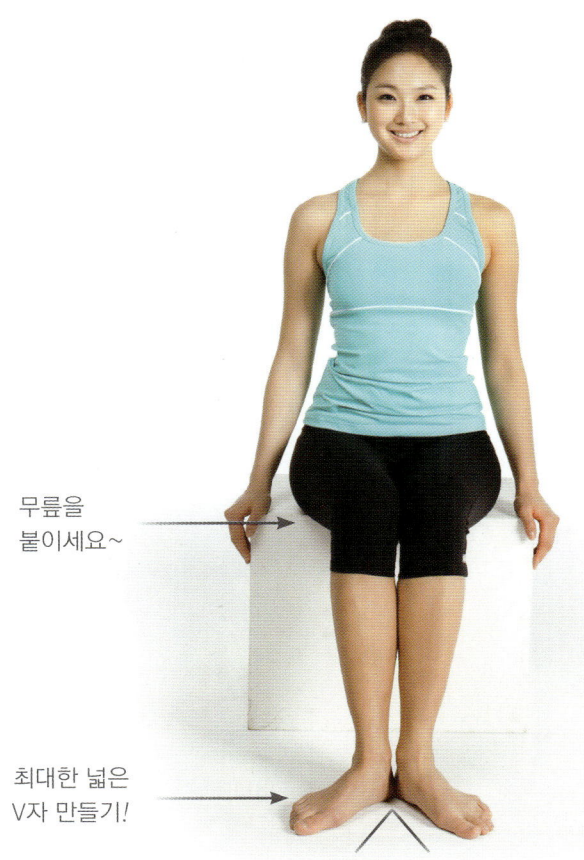

무릎을 붙이세요~

최대한 넓은 V자 만들기!

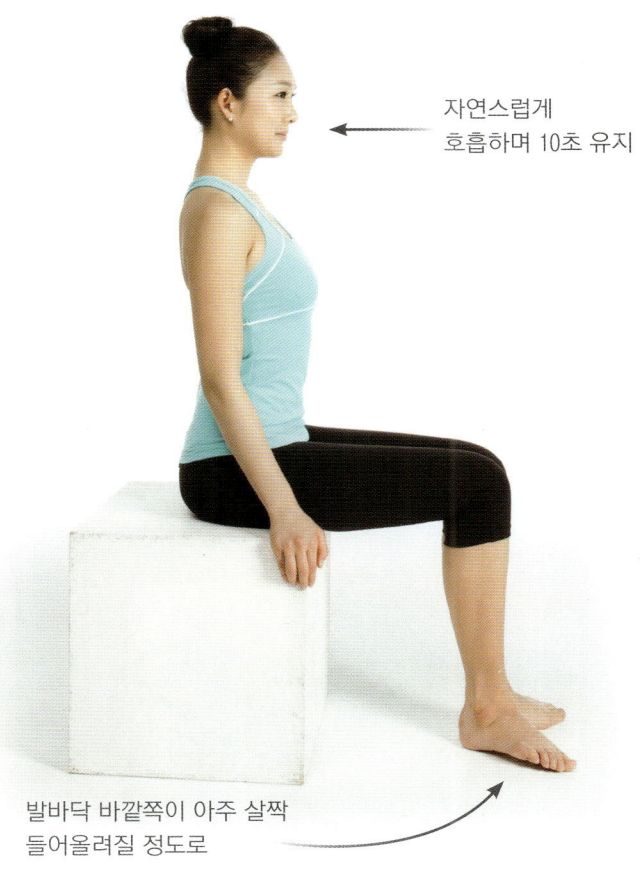

자연스럽게 호흡하며 10초 유지

발바닥 바깥쪽이 아주 살짝 들어올려질 정도로

::Section 2 _ O자형 다리 데일리 생활체조

02 무릎 위에 한 다리 걸치고 손으로 누르기

운동 횟수
좌우 각각 7회

운동 효과
무릎관절 유연성 증대

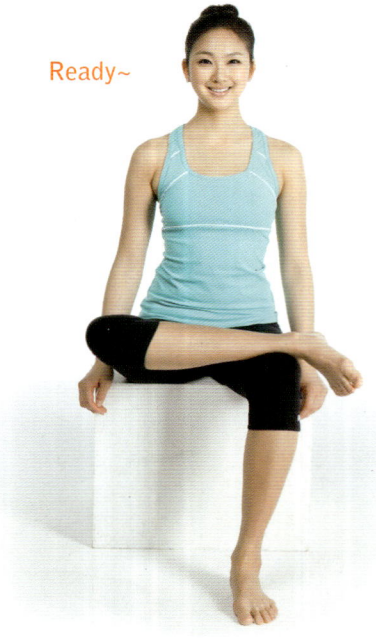

Ready~

Point!
동작을 반복할 때는 3초간 쉬고 이어서 실시한다.

❶ 의자에 앉아 한쪽 다리를 들어올려 반대쪽 무릎 위에 걸친다.

❷ 올려놓은 다리는 무릎에 힘을 주어 위로 들어올린다.

❸ 반대쪽 손으로 위로 걸친 다리의 무릎 안쪽을 지그시 누른다.

❹ 호흡을 멈추고 위로 들어올리는 힘과 아래로 밀어내리는 힘의 균형을 느껴본다.

❺ 다른 한쪽 팔은 손으로 의자 방석을 짚어 몸을 지탱한다.

❻ 5초 정도 자세를 유지한 뒤 호흡을 내쉬며 준비자세로 돌아온다.

❼ 7회 반복한 뒤 방향을 바꿔 반대쪽도 같은 방법으로 실시한다.

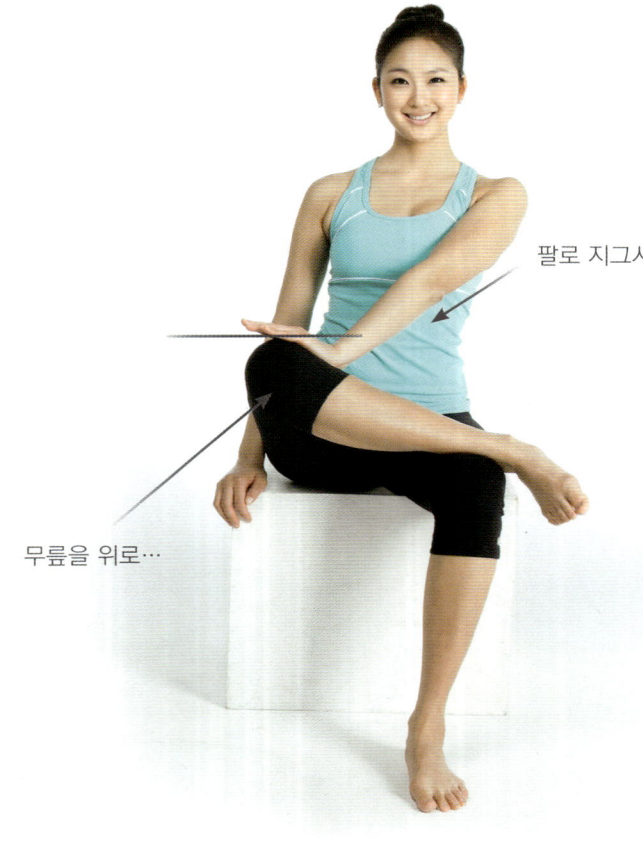

팔로 지그시 누르세요~

무릎을 위로…

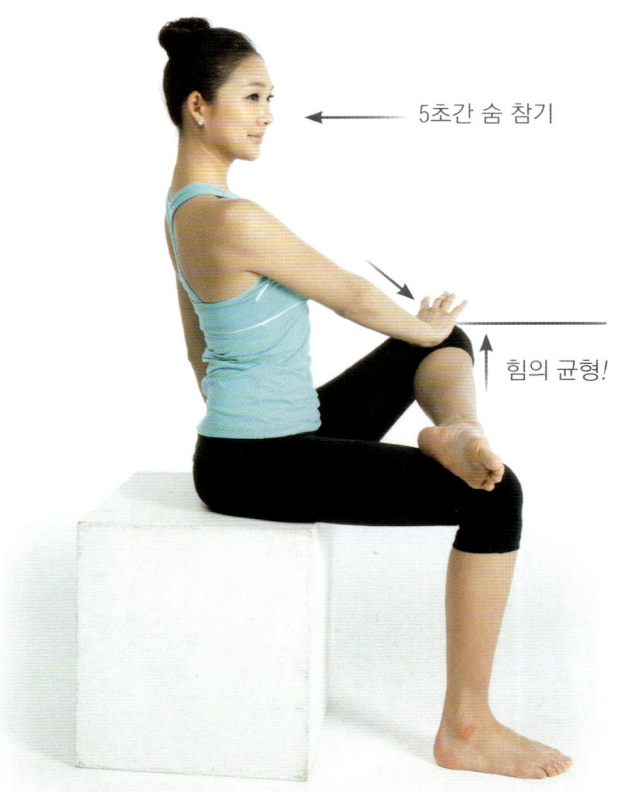

5초간 숨 참기

힘의 균형!

::Section 2 _ O자형 다리 데일리 생활체조

03 발목 바깥쪽으로 돌려 끌어당기기

운동 횟수
좌우 각각 7회

운동 효과
하지관절 유연성 증대

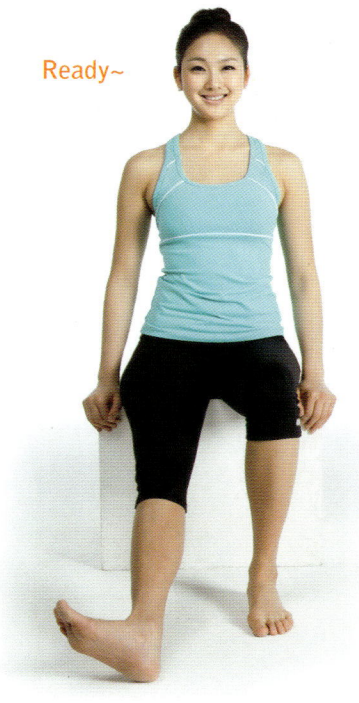

Ready~

Point !
동작을 반복할 때는 중간에 쉬지 말고 연속동작으로 이어서 실시한다.

❶ 의자에 앉아 한쪽 다리는 무릎을 구부리고 한쪽 다리는 앞으로 곧게 뻗는다.
❷ 앞으로 뻗은 다리의 발목을 최대한 바깥쪽으로 돌린다.
❸ 이 다리를 그대로 들어서 몸쪽으로 끌어당긴다.
❹ 자연스럽게 호흡하며 5초 정도 자세를 유지한 뒤 준비자세로 돌아온다.
❺ 7회 반복한 뒤 방향을 바꿔 반대쪽도 같은 방법으로 실시한다.

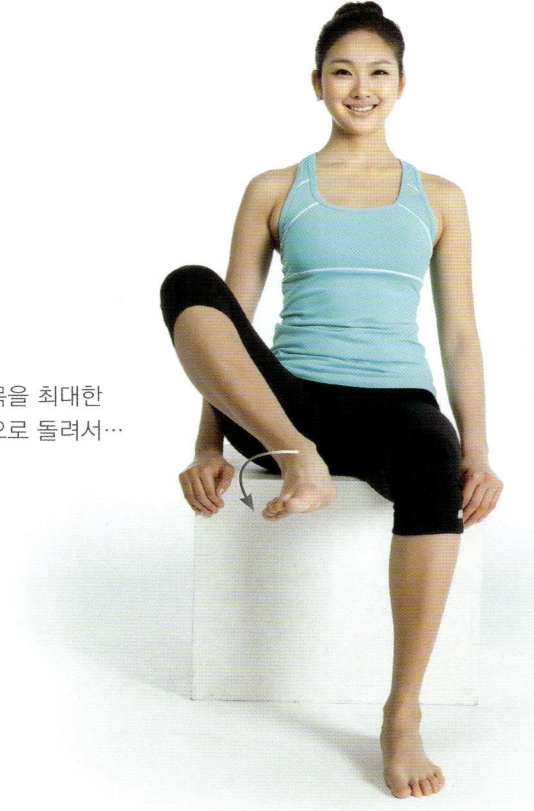

발목을 최대한 밖으로 돌려서…

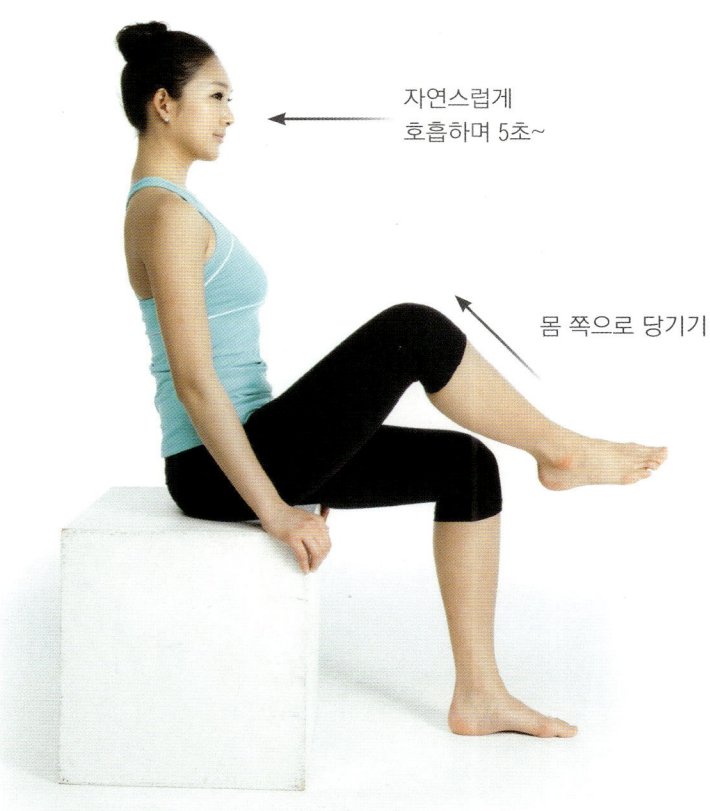

← 자연스럽게 호흡하며 5초~

몸 쪽으로 당기기

::Section 2 _ O자형 다리 데일리 생활체조

04 한 뒤로 다리 뻗어 발 안쪽 대고 누르기

운동 횟수
좌우 각각 7회

운동 효과
하지관절 유연성 증대

Point!
동작을 반복할 때는 3초간 쉬고 이어서 실시한다.

❶ 의자에 앉아 한쪽 다리를 뒤쪽 대각선 방향으로 길게 뻗는다.
❷ 뒤로 뻗은 다리는 발 안쪽 면이 바닥에 닿게 한다.
❸ 양손을 모아 앞쪽에 놓인 다리의 무릎 위에 올려놓는다.
❹ 자연스럽게 호흡하며 상체를 앞쪽으로 기울여 뒤로 뻗은 다리 전체를 지그시 누른다.
❺ 10초 정도 자세를 유지한 뒤 준비자세로 돌아온다.
❻ 7회 반복한 뒤 방향을 바꿔 반대쪽도 같은 방법으로 실시한다.

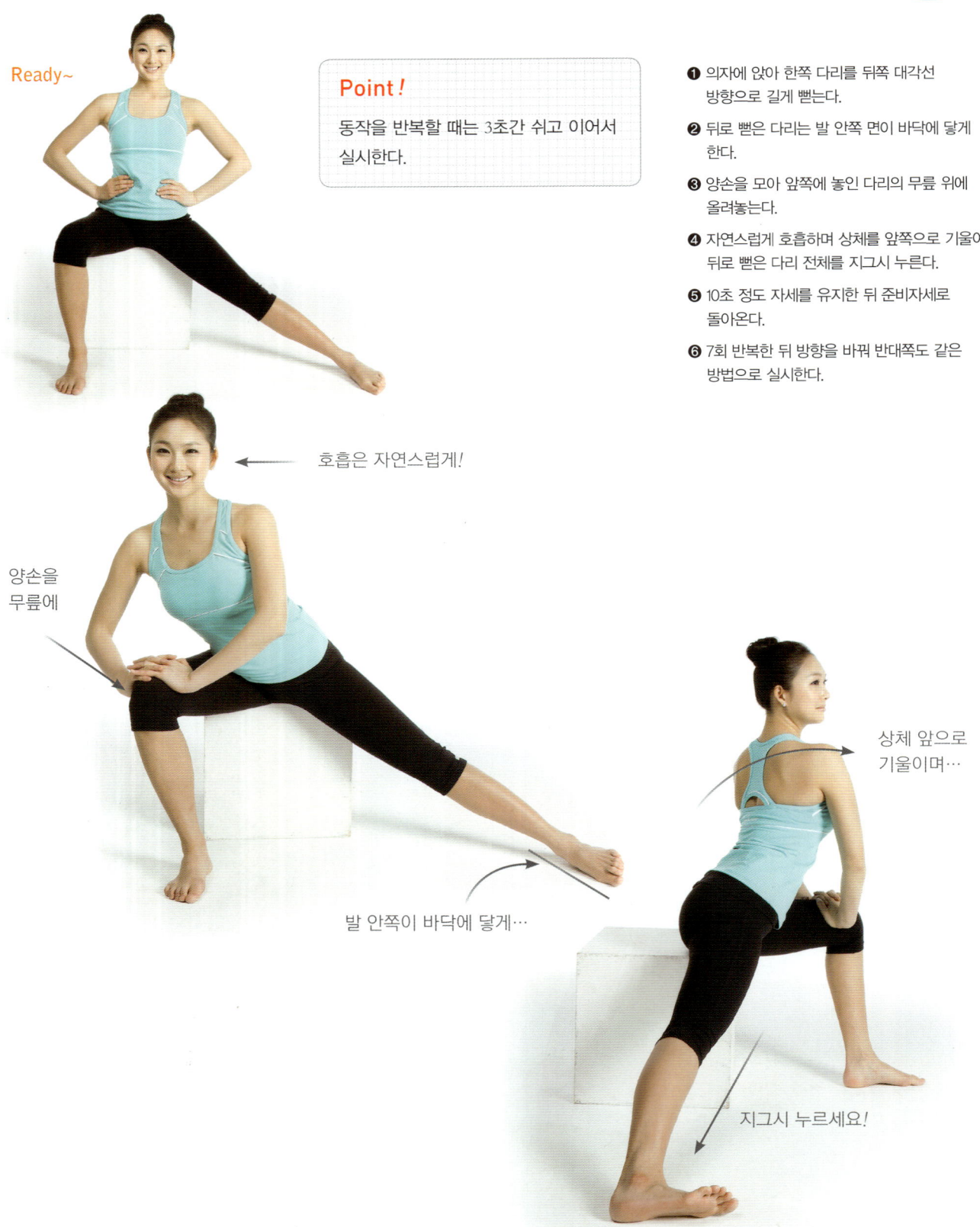

Ready~

호흡은 자연스럽게!

양손을 무릎에

발 안쪽이 바닥에 닿게…

상체 앞으로 기울이며…

지그시 누르세요!

::Section 2 _ O자형 다리 데일리 생활체조

05 벽에 기대서서 **뒤꿈치 붙이고 자세 낮추기**

운동 횟수
7회

운동 효과
엉덩이관절 유연성 증대

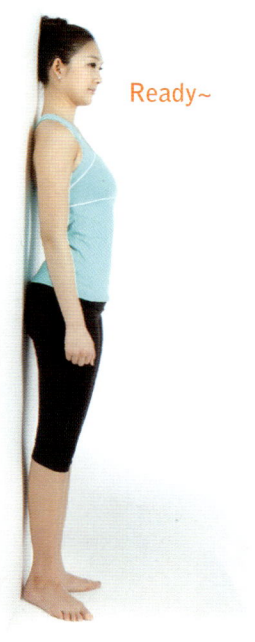

Ready~

Point!
동작을 반복할 때는 중간에 쉬지 말고 연속동작으로 이어서 실시한다.

❶ 벽에 기대서서 뒤꿈치를 붙이고 양발로 V자를 만든다.
❷ 양팔은 자연스럽게 늘어뜨려 몸에 가볍게 붙인다.
❸ 벽에 등을 기댄 채 그대로 무릎을 구부려 자세를 낮춘다.
❹ 이때 다리가 너무 많이 벌어지지 않도록 주의한다.
❺ 자연스럽게 호흡하며 5초 정도 자세를 유지한 뒤 준비자세로 돌아온다.
❻ 7회 반복한다.

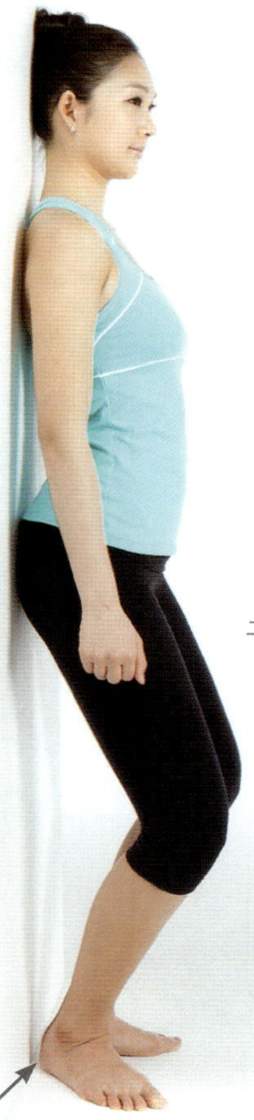

천천히 자세 낮추기

구부리세요!

바짝 붙이세요~

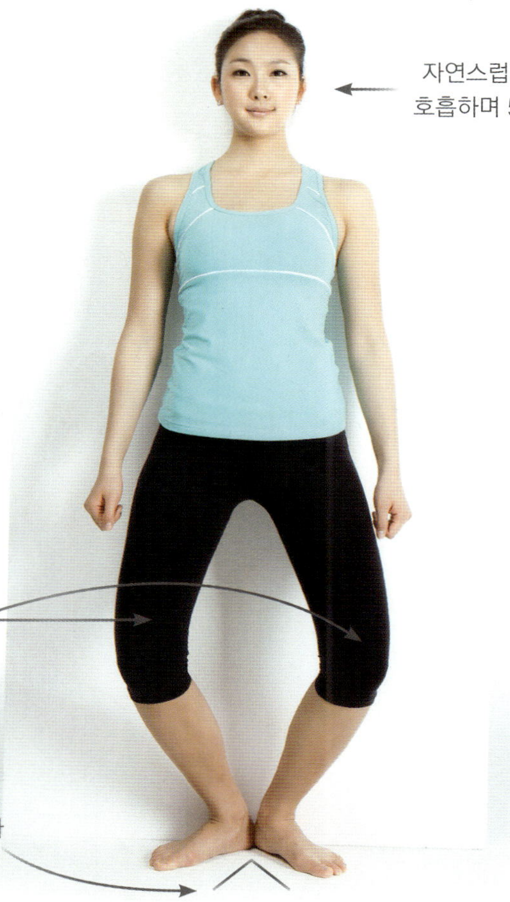

자연스럽게 호흡하며 5초

너무 많이 벌어지면 안 돼요!

양발로 V자 만들기

O자형 다리 금기 자세

다리가 밖으로 휘어 O자를 그리는 사람은 무릎을 벌리고 앉는 것이 편하다. 하지만 무심결에 이런 자세를 취하다 보면 다리의 휘는 각이 점점 더 커지게 된다. 절대 취하면 안 되는 금기 자세들을 익혀 습관을 바꿔나가도록 한다.

NG 1
한쪽 다리를 들어올려 반대쪽 무릎 위에 올려놓는 자세는 무릎관절을 밖으로 기울게 한다.

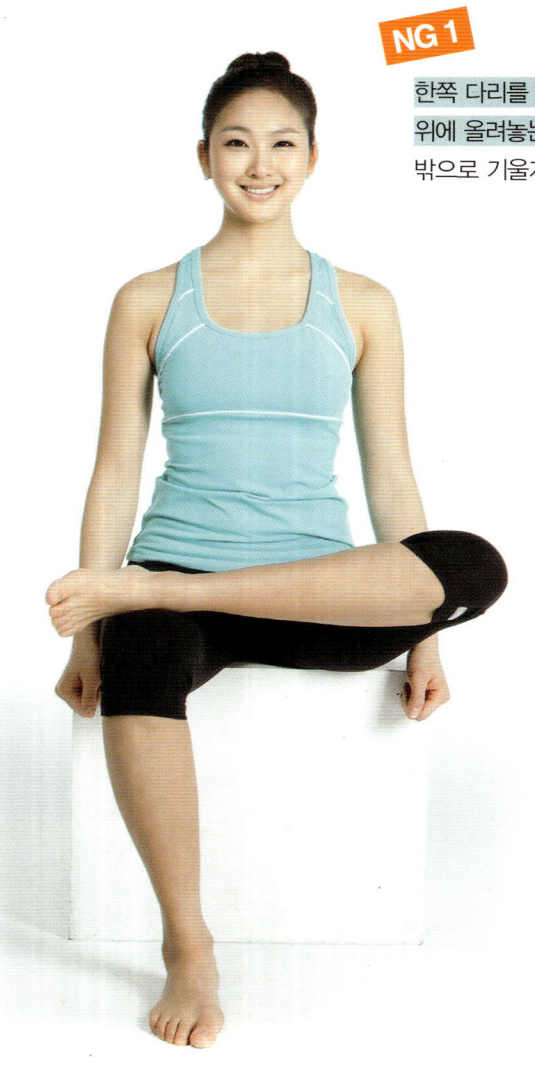

NG 2
다리를 벌리고 바닥에 쪼그려 앉는 자세는 엉덩이관절과 무릎관절을 동시에 벌어지게 만든다.

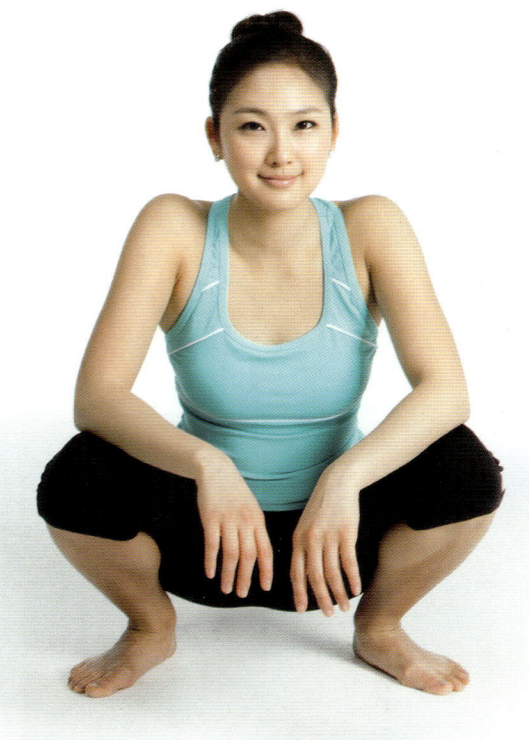

NG 3
한쪽 다리에 체중을 싣고 '짝다리'로 서 있으면 엉덩이관절을 휘게 만들고, 골반을 벌어지게 하므로 절대 금물이다.

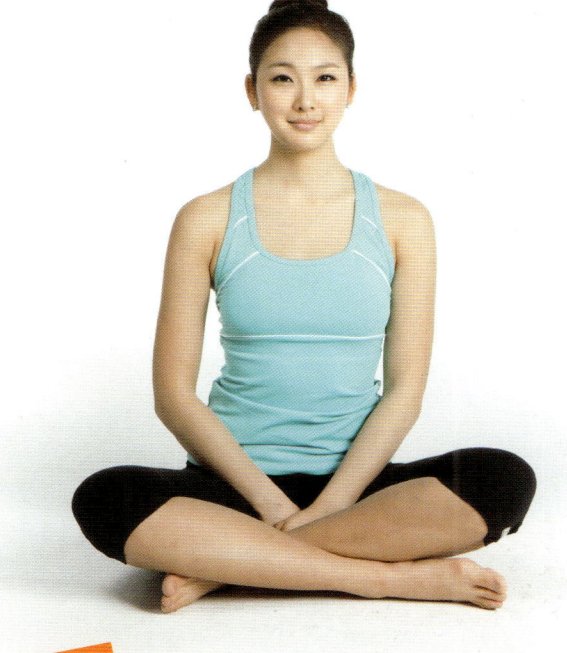

NG 4
양쪽 다리를 교차하여 책상다리로 앉으면 엉덩이관절과 무릎관절 모두 영향을 받아 다리가 밖으로 휘게 된다.

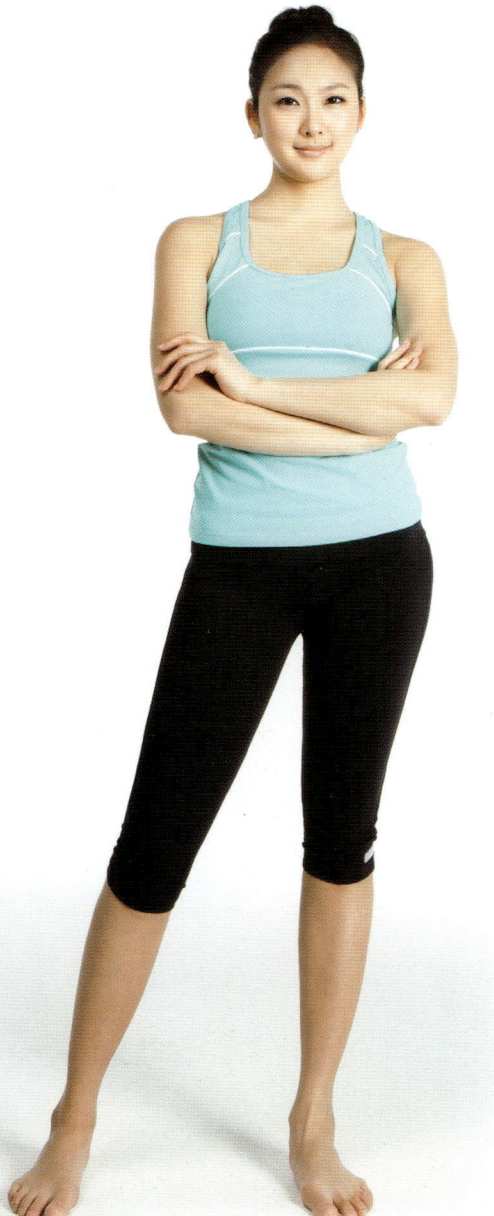

NG 5
의자 끝에 앉아 무릎을 벌리고 발목을 교차하는 자세는 O자형 다리를 더욱 심하게 만든다.

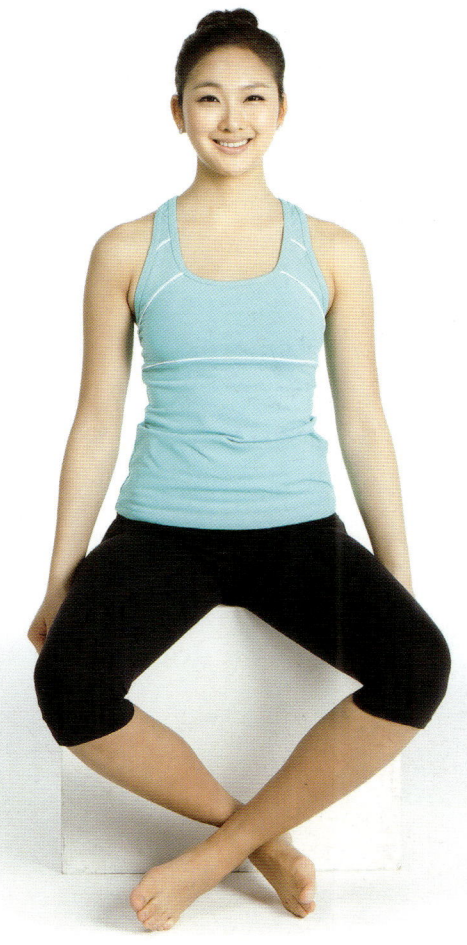

Part 3

안으로 휜 X자형 다리

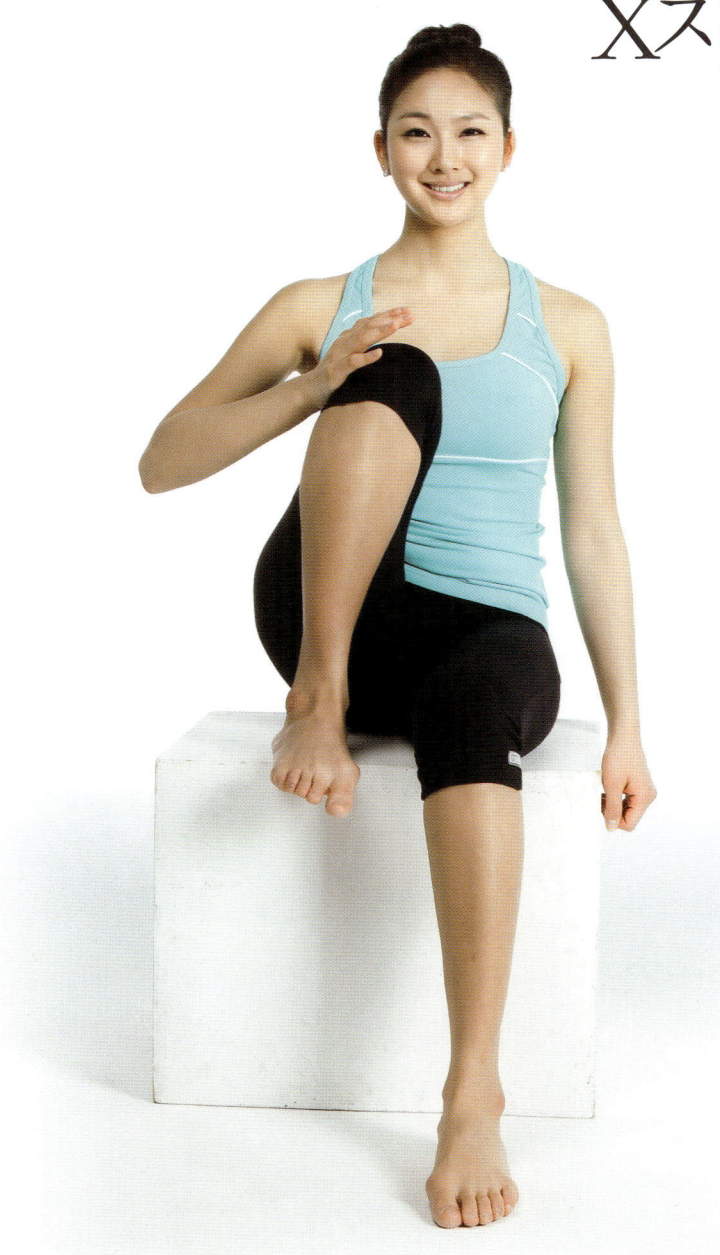

::Section 1 _ X자형 다리 맞춤 프로그램

01 엄지발가락 붙이고 **엉덩이 들어올리기**

운동 횟수
7회

운동 효과
무릎관절 유연성 증대

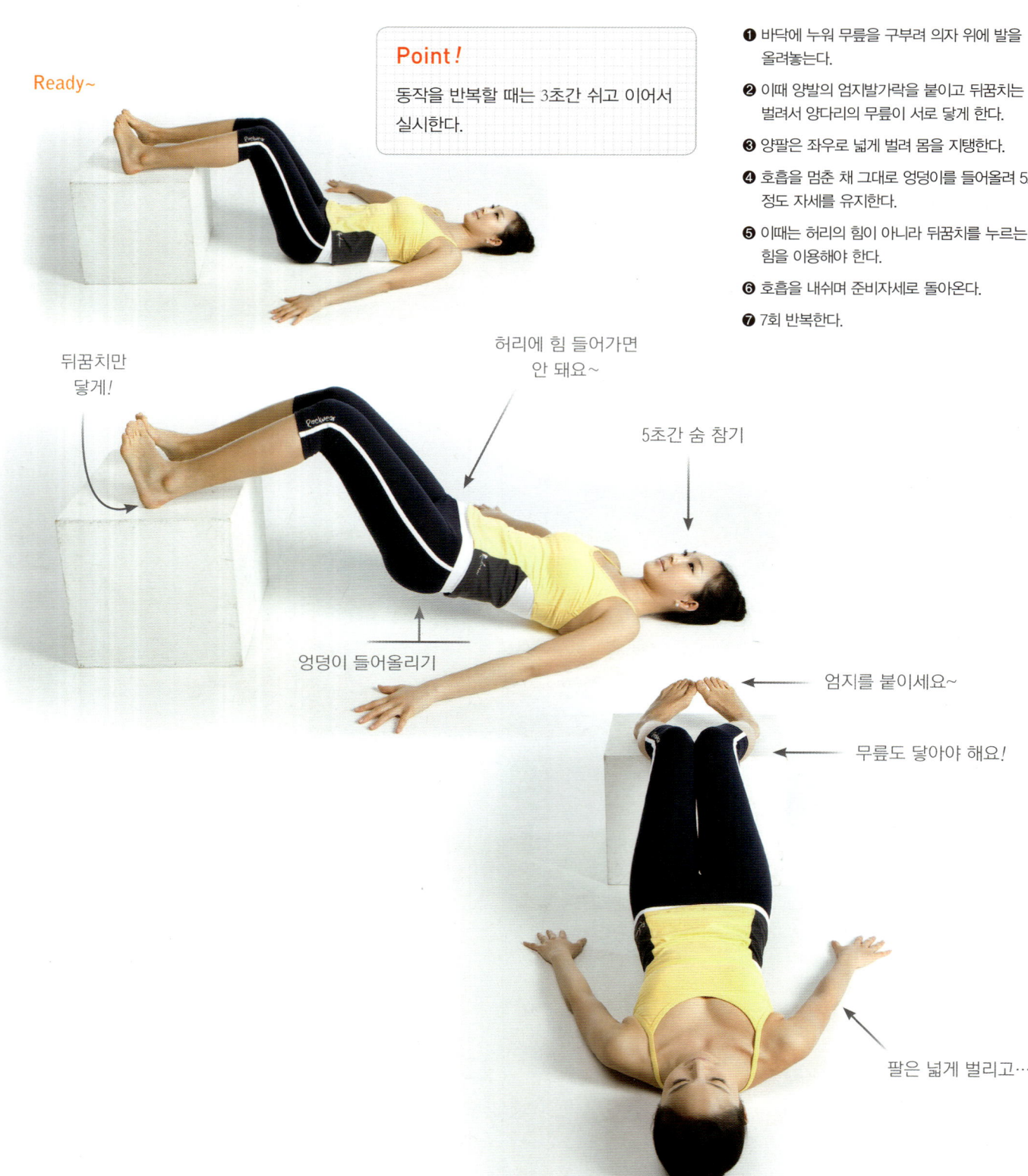

Point!
동작을 반복할 때는 3초간 쉬고 이어서 실시한다.

❶ 바닥에 누워 무릎을 구부려 의자 위에 발을 올려놓는다.
❷ 이때 양발의 엄지발가락을 붙이고 뒤꿈치는 벌려서 양다리의 무릎이 서로 닿게 한다.
❸ 양팔은 좌우로 넓게 벌려 몸을 지탱한다.
❹ 호흡을 멈춘 채 그대로 엉덩이를 들어올려 5초 정도 자세를 유지한다.
❺ 이때는 허리의 힘이 아니라 뒤꿈치를 누르는 힘을 이용해야 한다.
❻ 호흡을 내쉬며 준비자세로 돌아온다.
❼ 7회 반복한다.

뒤꿈치만 닿게!
허리에 힘 들어가면 안 돼요~
5초간 숨 참기
엉덩이 들어올리기
엄지를 붙이세요~
무릎도 닿아야 해요!
팔은 넓게 벌리고…

::Section 1 _ X자형 다리 맞춤 프로그램

02 벽에기대 엄지발가락 붙이고 자세 낮추기

운동 횟수
7회

운동 효과
엉덩이관절 유연성 증대

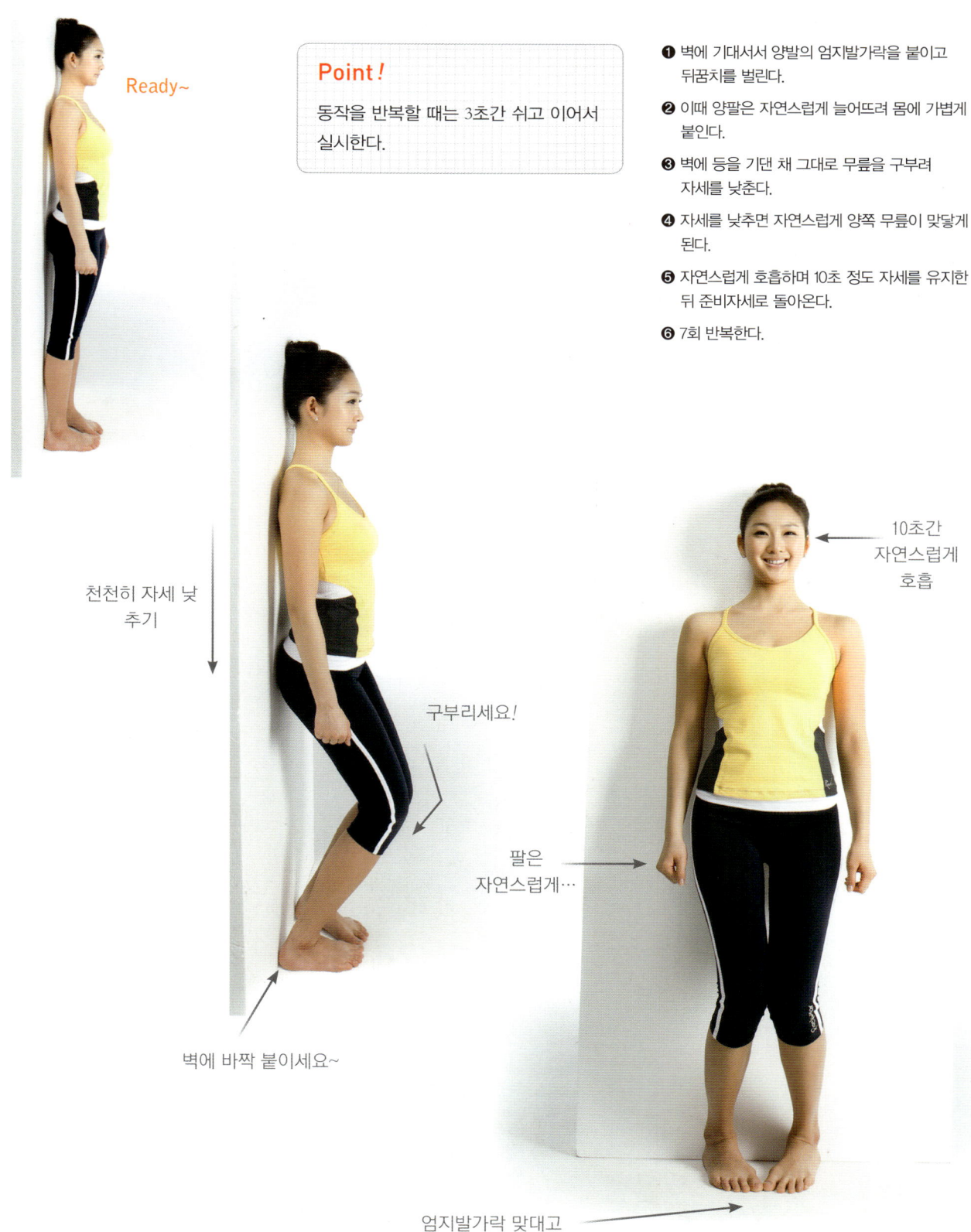

Point !
동작을 반복할 때는 3초간 쉬고 이어서 실시한다.

❶ 벽에 기대서서 양발의 엄지발가락을 붙이고 뒤꿈치를 벌린다.
❷ 이때 양팔은 자연스럽게 늘어뜨려 몸에 가볍게 붙인다.
❸ 벽에 등을 기댄 채 그대로 무릎을 구부려 자세를 낮춘다.
❹ 자세를 낮추면 자연스럽게 양쪽 무릎이 맞닿게 된다.
❺ 자연스럽게 호흡하며 10초 정도 자세를 유지한 뒤 준비자세로 돌아온다.
❻ 7회 반복한다.

::Section 1 _ X자형 다리 맞춤 프로그램

03 발목 안으로 돌리고 서서 무릎 굽히기

운동 횟수
좌우 각각 7회

운동 효과
엉덩이관절 유연성 증대

Point !
동작을 반복할 때는 중간에 쉬지 말고 연속동작으로 이어서 실시한다.

❹ 슬개골(무릎뼈)이 정면으로 향하게 돌린다.
❺ 그 상태에서 천천히 무릎을 굽힌다.
❻ 자연스럽게 호흡하며 10초 정도 자세를 유지한 뒤 준비자세로 돌아온다.
❼ 7회 반복한 뒤 방향을 바꿔 반대쪽도 같은 방법으로 실시한다.

❶ 양쪽 다리의 발목을 안으로 돌려 선다.
❷ 이때 한쪽 발은 반대편 발의 중간쯤에 엄지발가락이 놓이게 자리를 잡고 선다.
❸ 팔은 자연스럽게 늘어뜨려 몸에 가볍게 붙인다.

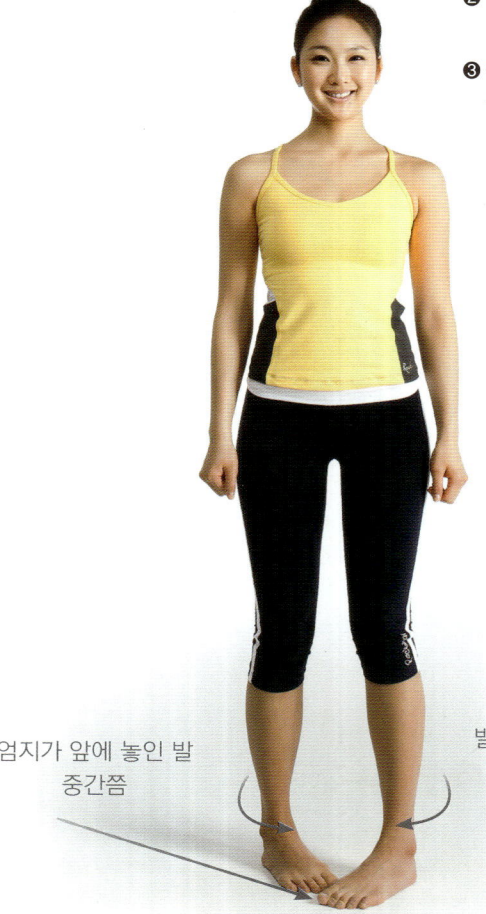

엄지가 앞에 놓인 발 중간쯤

발목을 안으로…

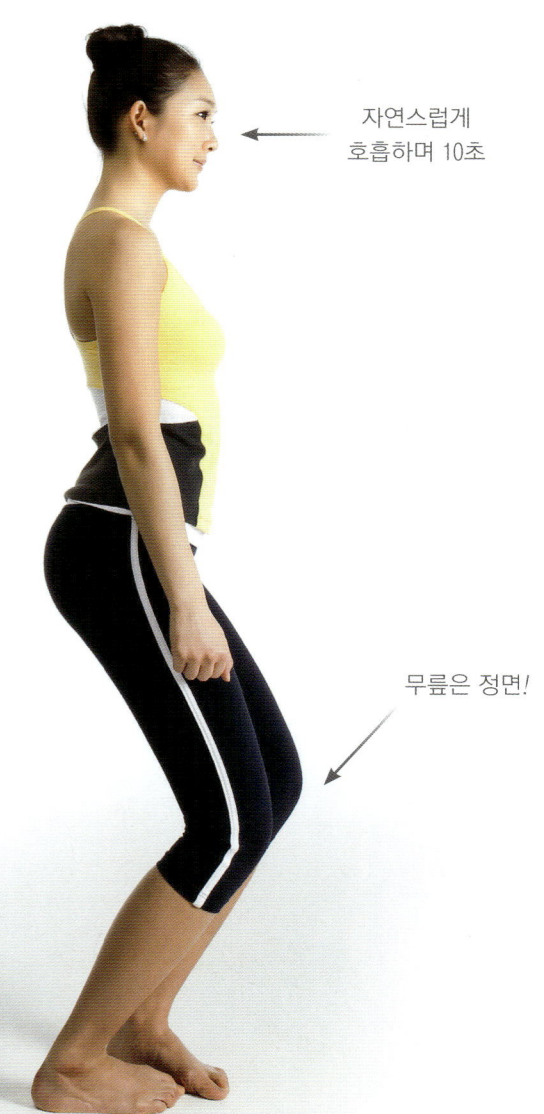

자연스럽게 호흡하며 10초

무릎은 정면!

::Section 1 _ X자형 다리 맞춤 프로그램

04 발바닥에 체중 분배하며 **뒤꿈치 들어올리기**

운동 횟수
7회

운동 효과
발목관절 유연성 증대

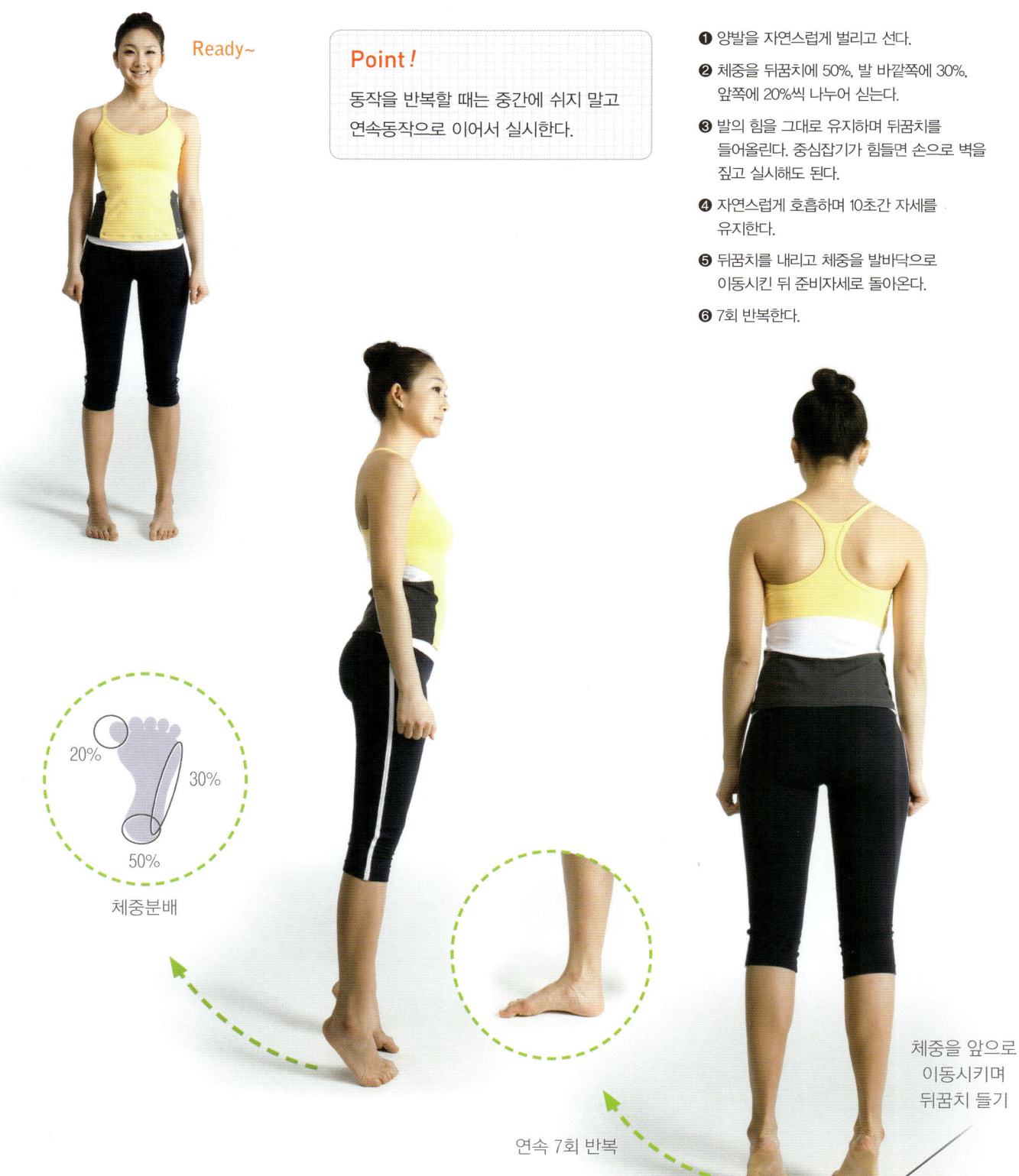

Ready~

Point!
동작을 반복할 때는 중간에 쉬지 말고 연속동작으로 이어서 실시한다.

❶ 양발을 자연스럽게 벌리고 선다.
❷ 체중을 뒤꿈치에 50%, 발 바깥쪽에 30%, 앞쪽에 20%씩 나누어 싣는다.
❸ 발의 힘을 그대로 유지하며 뒤꿈치를 들어올린다. 중심잡기가 힘들면 손으로 벽을 짚고 실시해도 된다.
❹ 자연스럽게 호흡하며 10초간 자세를 유지한다.
❺ 뒤꿈치를 내리고 체중을 발바닥으로 이동시킨 뒤 준비자세로 돌아온다.
❻ 7회 반복한다.

20%
30%
50%
체중분배

연속 7회 반복

체중을 앞으로 이동시키며 뒤꿈치 들기

::Section 1 _ X자형 다리 맞춤 프로그램

05 무릎 안쪽에 수건 말아 넣고 다리 들어올리기

운동 횟수
7회

운동 효과
엉덩이관절 유연성 증대

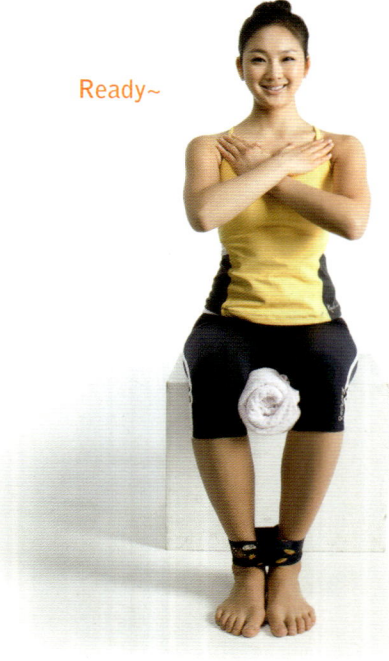

Ready~

Point !
동작을 반복할 때는 3초간 쉬고 이어서 실시한다.

❶ 의자에 앉아 넓은 끈이나 수건, 벨트 등으로 발목을 묶는다.
❷ 양 무릎 사이에 작은 공이나 수건을 말아 끼운다.
❸ 양손을 가슴 앞에서 X자로 교차하여 자세를 잡고, 허리를 곧게 편다.
❹ 호흡을 멈추고 다리를 천천히 들어올린다.
❺ 호흡을 멈춘 채 5초 정도 자세를 유지한다.
❻ 호흡을 내쉬며 준비자세로 돌아온다.
❼ 7회 반복한다.

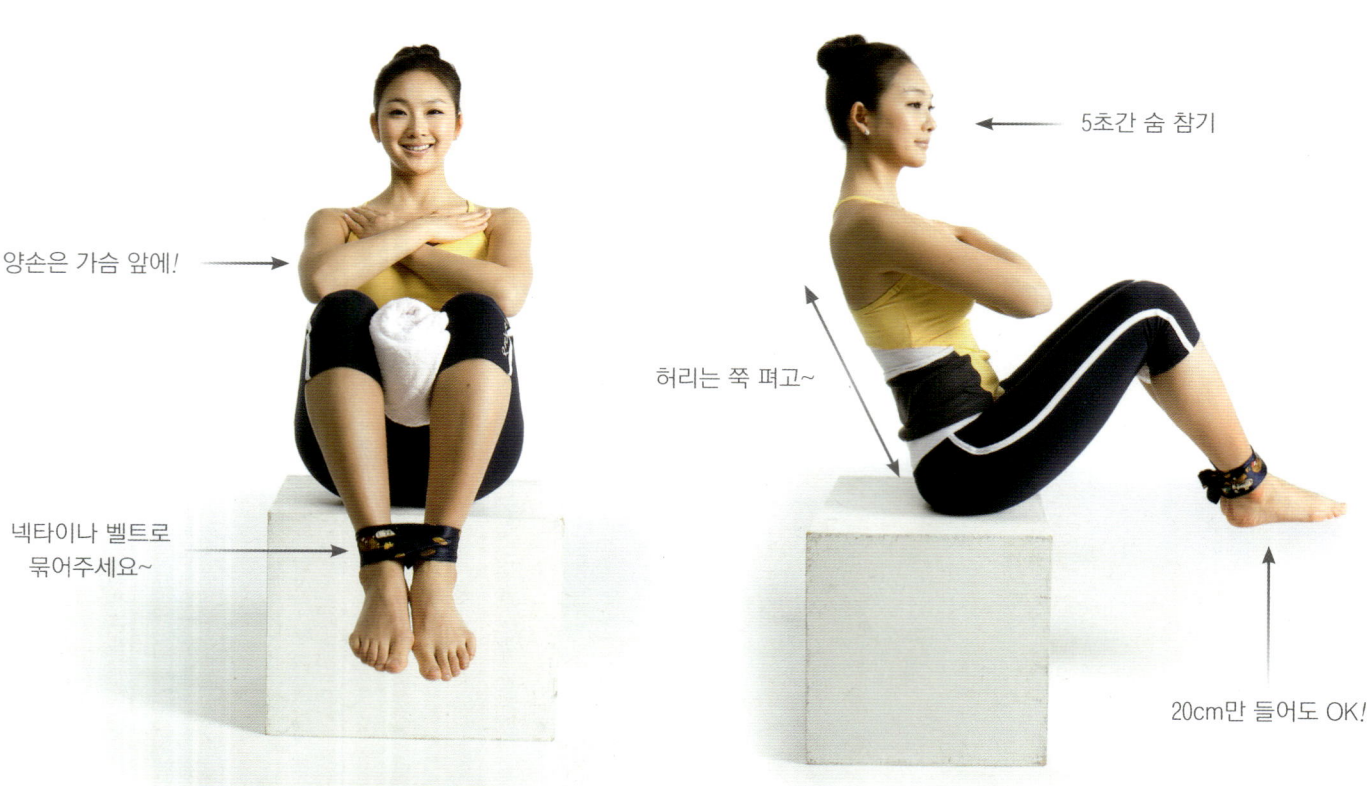

양손은 가슴 앞에!

넥타이나 벨트로 묶어주세요~

5초간 숨 참기

허리는 쭉 펴고~

20cm만 들어도 OK!

::Section 2 _ X자형 다리 데일리 생활체조

01 의자에 앉아 **엄지발가락 맞대고 힘주어 밀기**

운동 횟수
7회

운동 효과
하지근력 증대

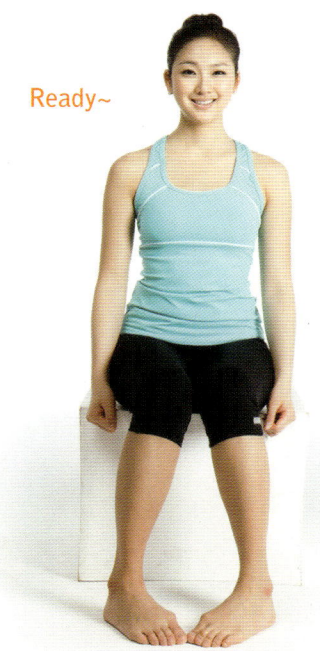

Ready~

Point !
동작을 반복할 때는 3초간 쉬고 이어서 실시한다.

❶ 의자에 앉아 양쪽 무릎과 양발의 엄지발가락을 서로 맞댄다.
❷ 팔은 가볍게 주먹을 쥐고 자연스럽게 늘어뜨린다.
❸ 양발의 엄지발가락에 힘을 주며 서로 밀어낸다.
❹ 이때 양쪽 무릎은 자연스럽게 벌어지게 한다.
❺ 자연스럽게 호흡하며 5초간 자세를 유지한 뒤 준비자세로 돌아온다.
❻ 7회 반복한다.

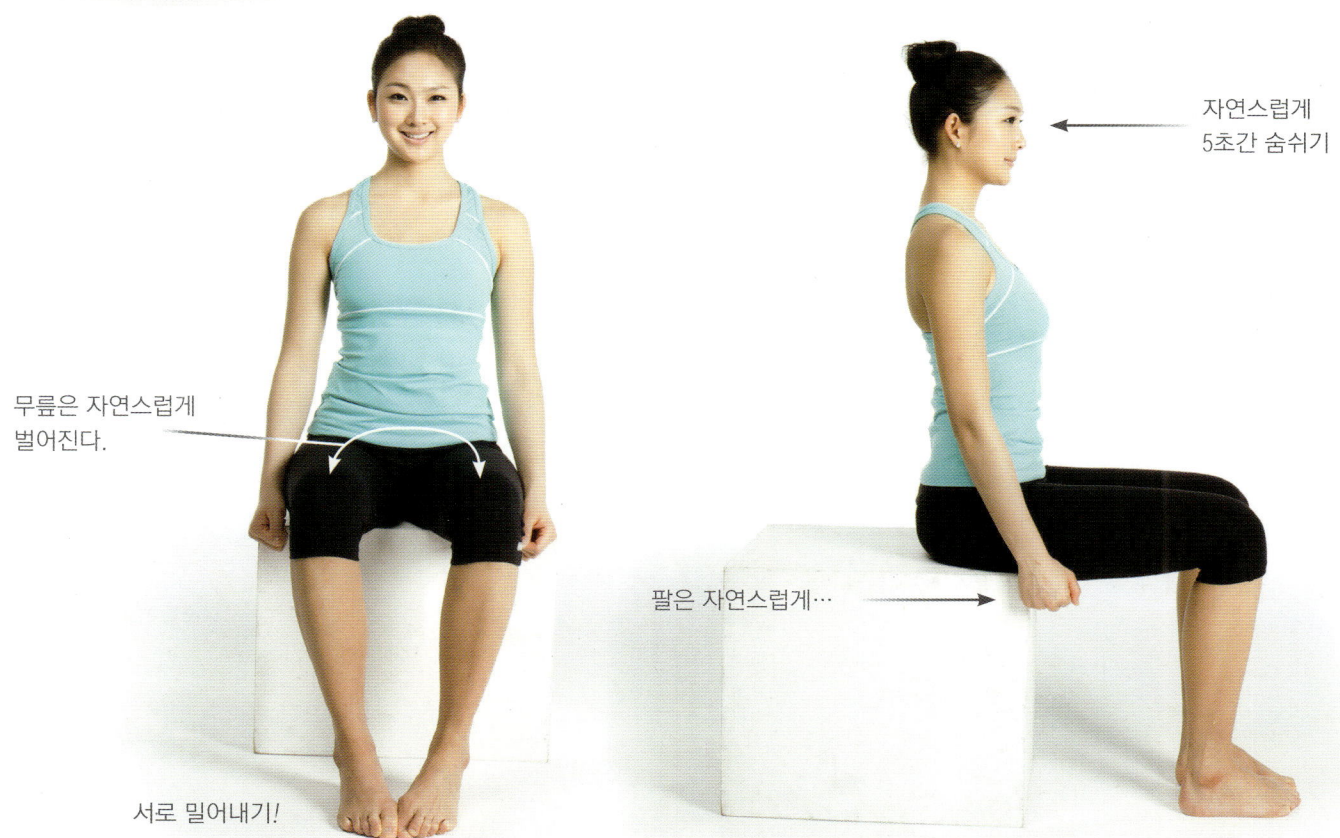

무릎은 자연스럽게 벌어진다.

서로 밀어내기!

팔은 자연스럽게…

자연스럽게 5초간 숨쉬기

::Section 2 _ X자형 다리 데일리 생활체조

02 한다리 의자 위에 올리고 안쪽으로 밀며 버티기

운동 횟수
좌우 각각 7회

운동 효과
무릎관절 유연성 증대

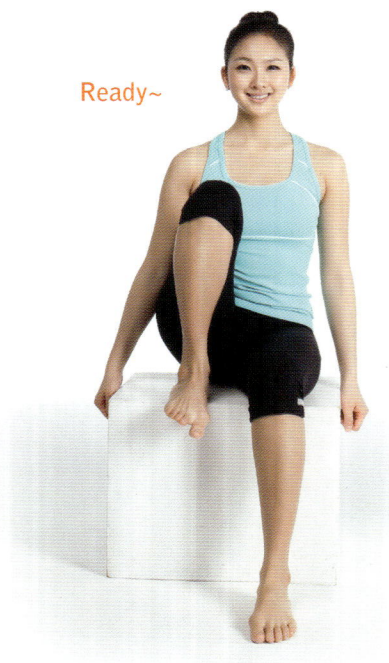

Ready~

Point!
동작을 반복할 때는 2초간 쉬고 이어서 실시한다.

❶ 의자에 앉아 한쪽 다리를 의자 위에 올려 세운다.
❷ 팔은 가볍게 주먹을 쥐고 자연스럽게 늘어뜨린다.
❸ 올려 세운 다리의 무릎 바깥쪽에 같은 쪽 손을 대고 안으로 민다.
❹ 이때 무릎은 바깥쪽으로 힘을 주어 밀며 힘의 균형을 느껴본다.
❺ 자연스럽게 호흡하며 5초 정도 자세를 유지한 뒤 준비자세로 돌아온다.
❻ 7회 반복한 뒤 방향을 바꿔 반대쪽도 같은 방법으로 실시한다.

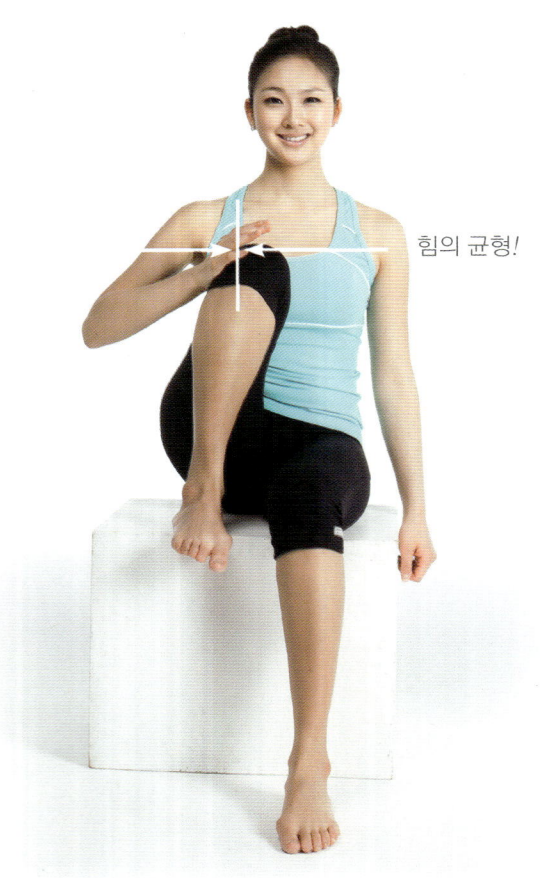

힘의 균형!

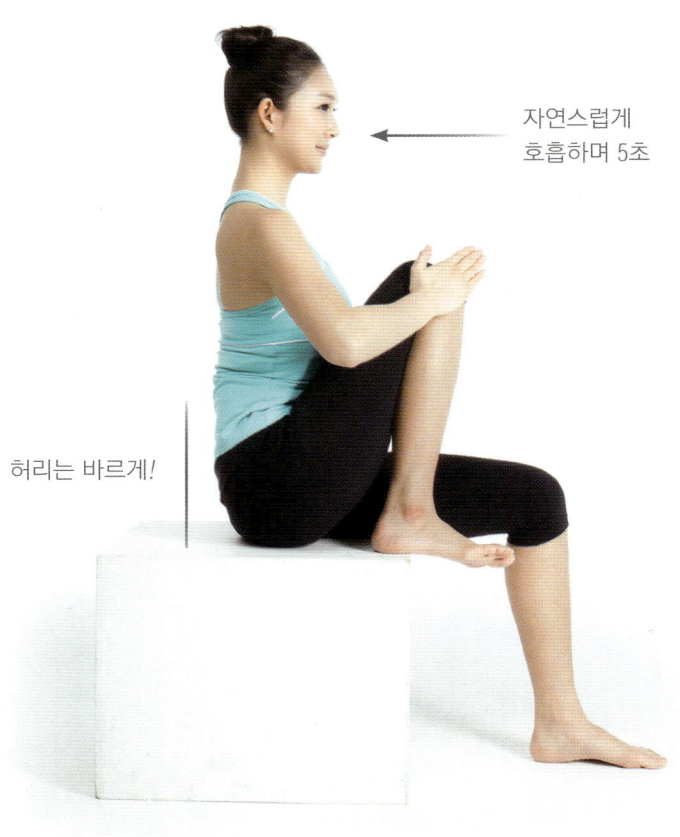

자연스럽게 호흡하며 5초

허리는 바르게!

::Section 2 _ X자형 다리 데일리 생활체조

03 발목 안쪽으로 **돌려 끌어당기기**

운동 횟수
좌우 각각 7회

운동 효과
하지관절 유연성 증대

Ready~

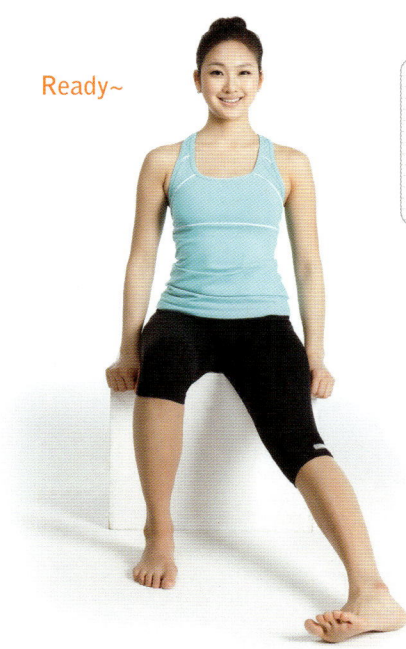

Point !
동작을 반복할 때는 2초간 쉬고 이어서 실시한다.

❶ 의자에 앉아 한쪽 다리는 무릎을 구부리고 한쪽 다리는 앞으로 곧게 뻗는다.

❷ 앞으로 뻗은 다리의 발목을 최대한 안쪽으로 돌린다.

❸ 이 다리를 그대로 들어서 몸 쪽으로 끌어당긴다.

❹ 자연스럽게 호흡하며 5초 정도 자세를 유지한 뒤 준비자세로 돌아온다.

❺ 7회 반복한 뒤 방향을 바꿔 반대쪽도 같은 방법으로 실시한다.

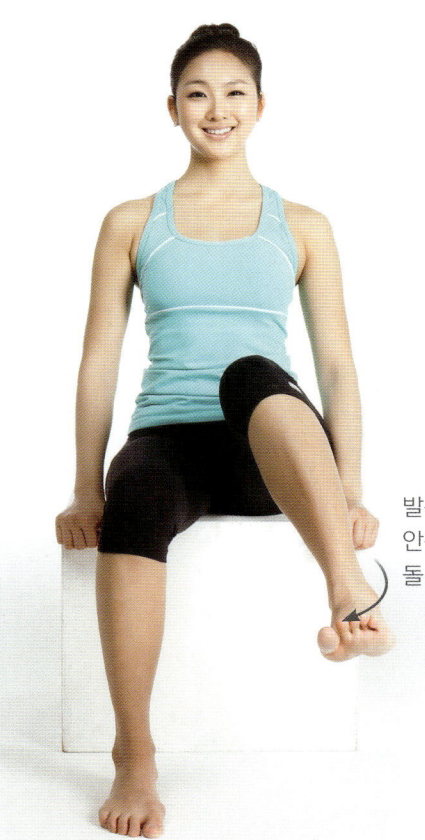

발목을 안쪽으로 돌리기

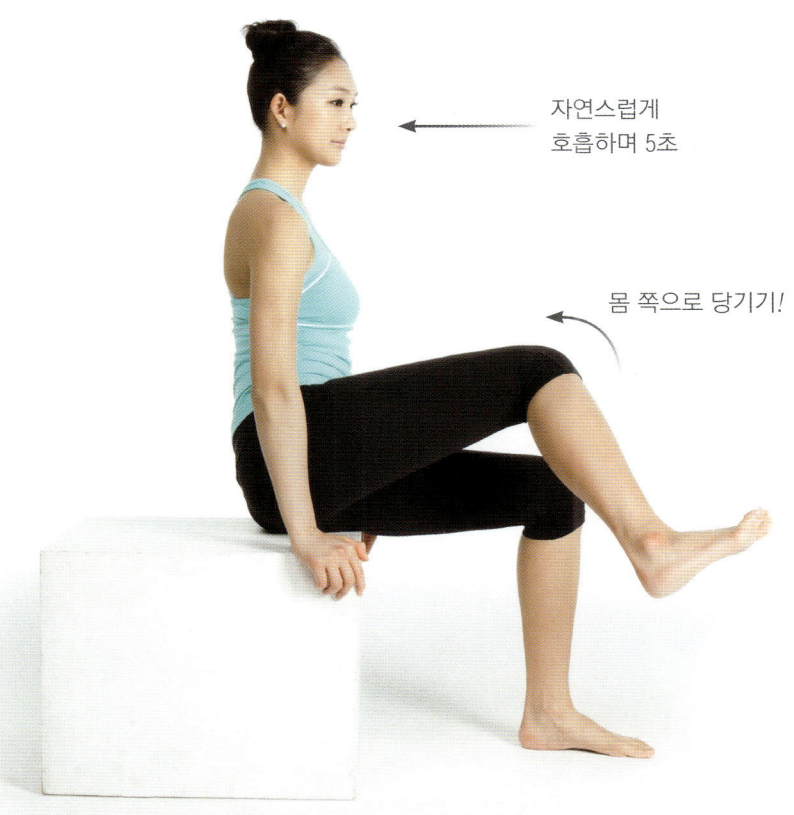

자연스럽게 호흡하며 5초

몸 쪽으로 당기기!

::Section 2 _ X자형 다리 데일리 생활체조

04 벽 짚고 서서 발목 들어올리기

운동 횟수
7회

운동 효과
발목관절 유연성 증대

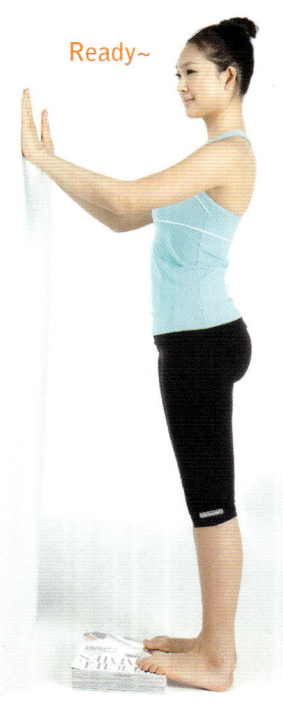

Ready~

Point !
동작을 반복할 때는 중간에 쉬지 말고 연속동작으로 이어서 실시한다.

❶ 바닥에 두꺼운 책을 두세 권 쌓아놓고 그 위에 발을 1/3 정도 걸친 다음 벽을 보고 선다.
❷ 양손으로 벽을 짚어 몸을 지탱한다.
❸ 뒤꿈치를 최대한 위로 들어올린다.
❹ 자연스럽게 호흡하며 10초 정도 자세를 유지한 뒤 준비자세로 돌아온다.
❺ 7회 반복한다.

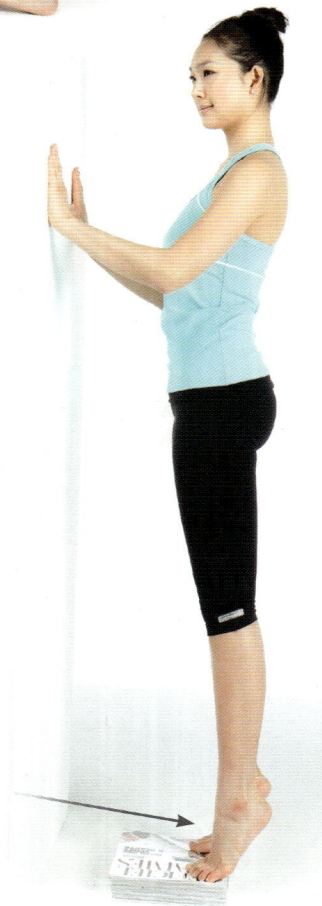

발의 1/3만 책 위에 걸치세요~

최대한 위로~

자연스런 호흡으로 10초 버티기!

::Section 2 _ X자형 다리 데일리 생활체조

05 벽에 기대서서 엄지발가락 붙이고 자세 낮추기

운동 횟수 7회

운동 효과 엉덩이관절 유연성 증대

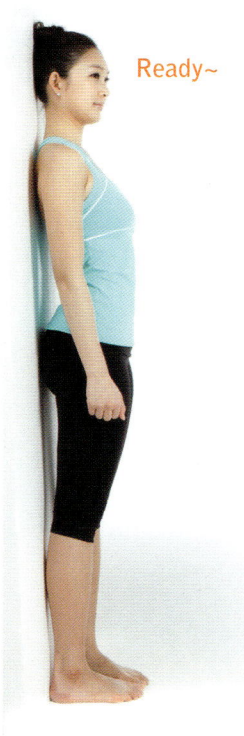

Ready~

Point!
동작을 반복할 때는 2초간 쉬고 이어서 실시한다.

❶ 벽에 기대서서 양발의 엄지발가락을 붙이고 뒤꿈치를 벌린다.
❷ 양팔은 자연스럽게 늘어뜨려 몸에 가볍게 붙인다.
❸ 벽에 등을 기댄 채 그대로 무릎을 구부려 자세를 낮춘다.
❹ 자세를 낮추면 자연스럽게 양쪽 무릎이 맞닿게 된다.
❺ 자연스럽게 호흡하며 10초 정도 자세를 유지한 뒤 준비자세로 돌아온다.
❻ 7회 반복한다.

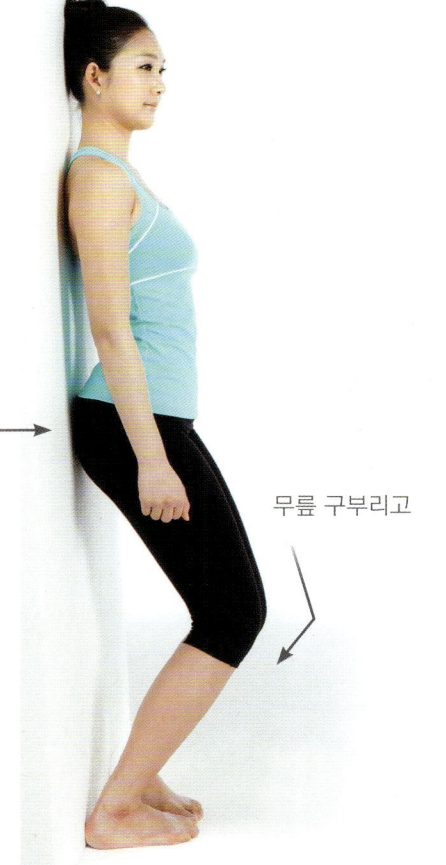

벽에서 떨어지면 안 돼요~

무릎 구부리고

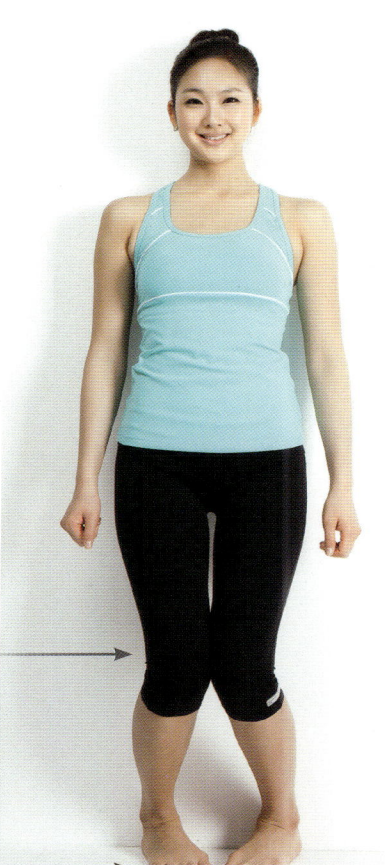

무릎 맞대고…

엄지 맞대고!

X자형 다리 금기 자세

다리가 안으로 휘어 X자를 그리는 사람은 자기도 모르게 무릎을 붙이거나 엉덩이관절을 벌어지게 하는 자세를 취하게 된다. 이렇게 앉으면 편하기 때문이다. 하지만 이런 자세가 습관이 되면 X다리를 바로잡는 것은 정말 어려운 일이 되고 만다.

NG 1

의자에 앉아 다리를 꼬면
무릎을 안쪽으로 미는 결과를 초래해 다리를 X자로 만들기 십상이다.

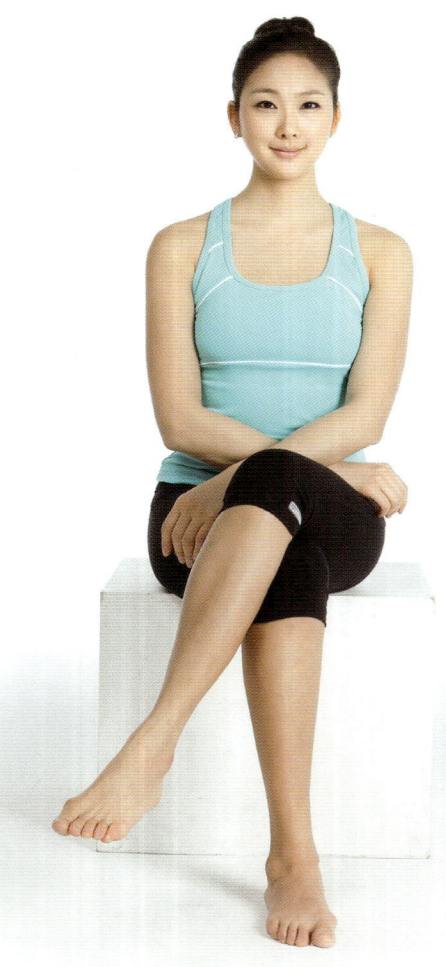

NG 2

두 다리를 모아 의자 위로 끌어올리는 자세는 X자형 다리를 더욱 심하게 만들 수 있으므로 주의한다.

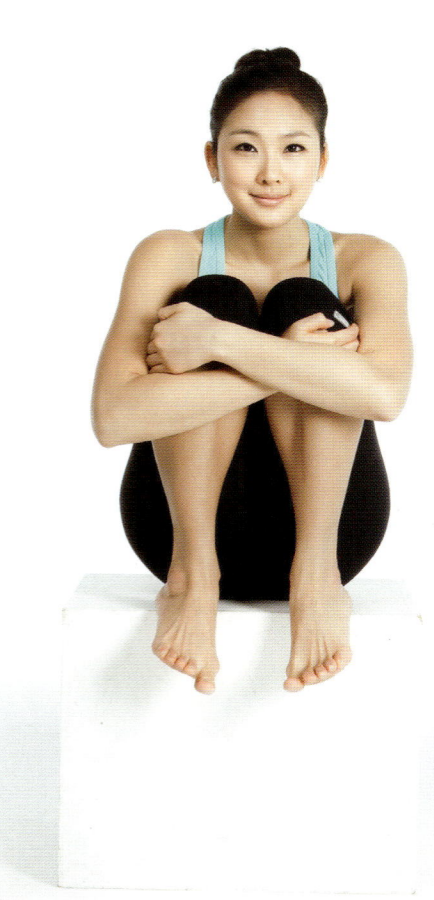

NG 3

의자에 앉을 때 무릎을 모으며 발을 벌리는 자세는 X자형 다리를 더욱 안으로 휘게 만든다.

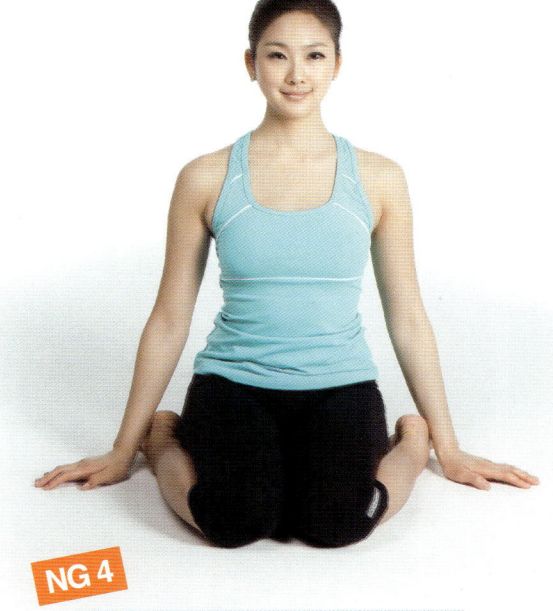

NG 4

바닥에 앉을 때 무릎을 바깥으로 구부려 W자 형태로 앉는 것은 다리를 안으로 휘게 만드는 대표적인 자세다.

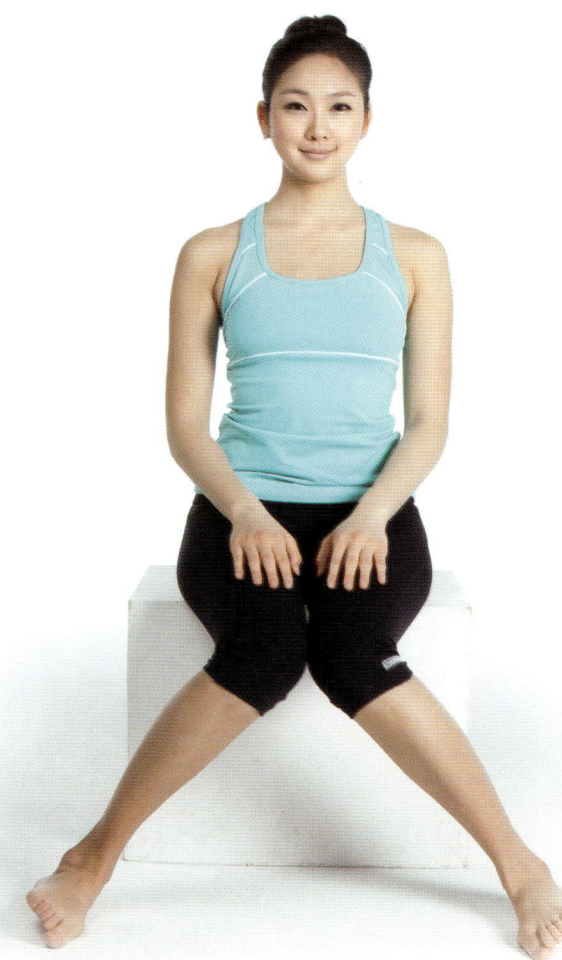

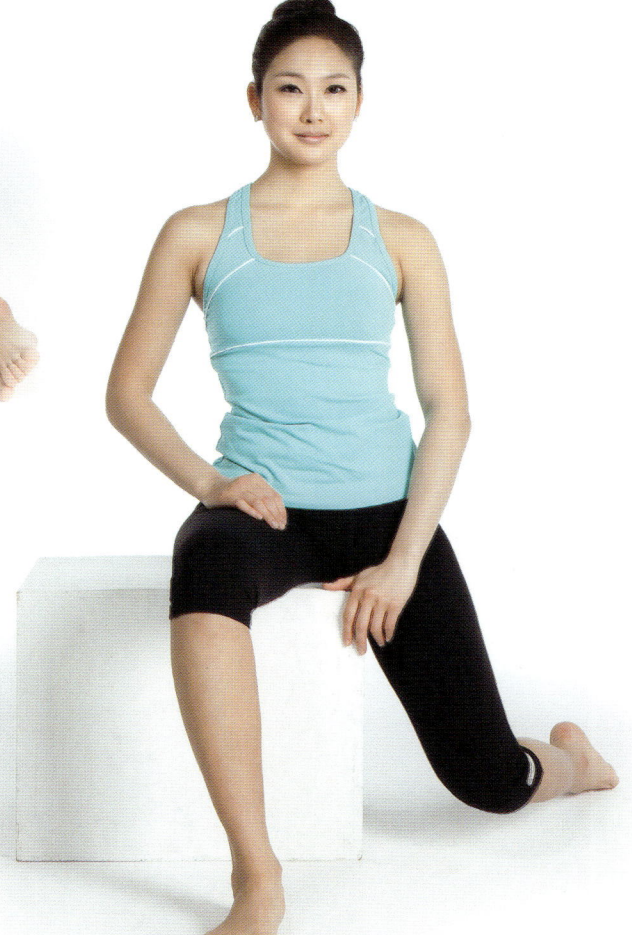

NG 5

의자에 앉아 한쪽 다리를 끌듯이 뒤로 보내는 자세를 취하면 무릎에 무리가 올 수 있다.

Part 4

10주 단기 완성 프로그램

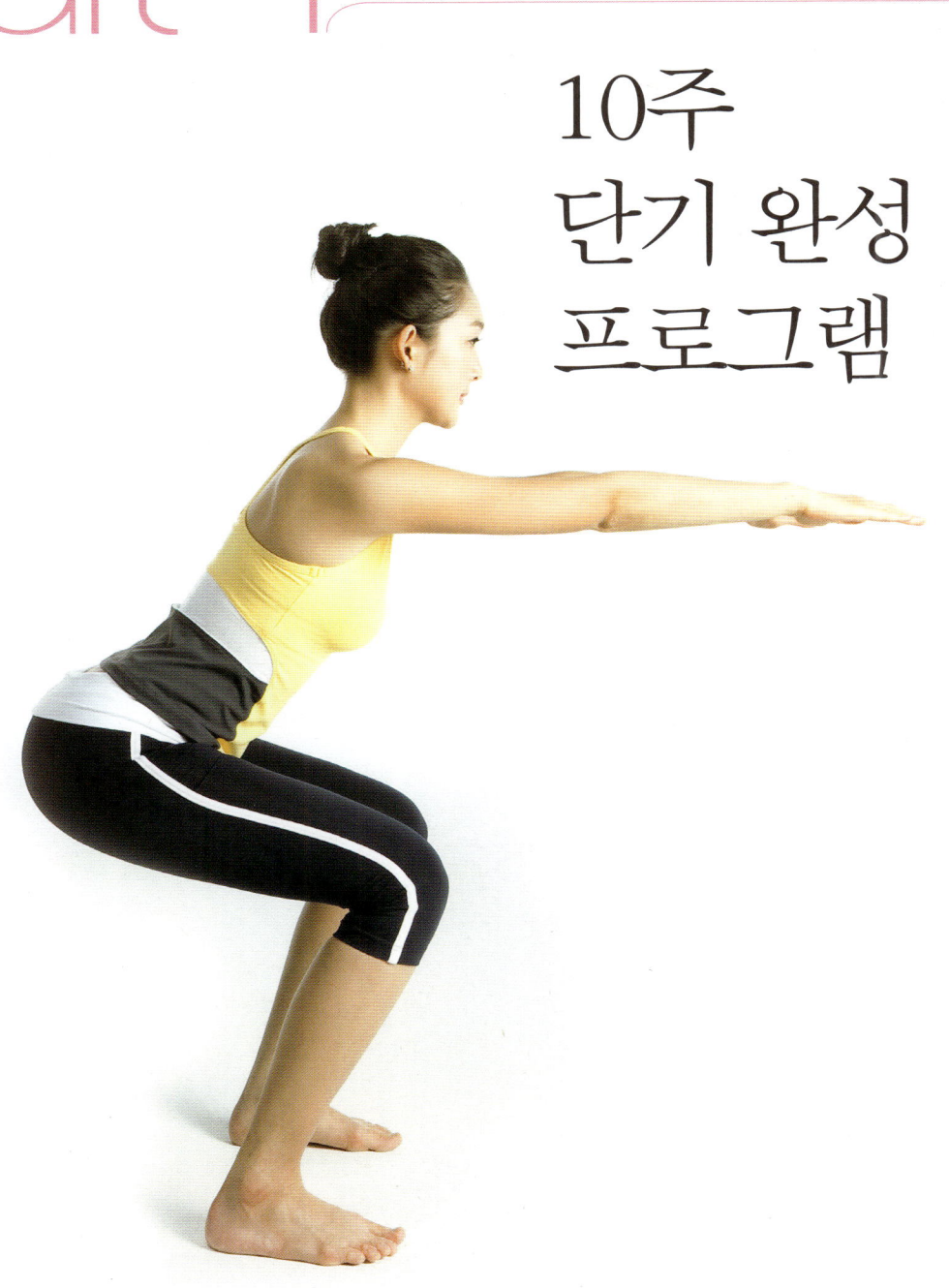

다리 유형별 교정 스트레칭 가이드

다리가 밖으로 휜 O자형 다리건 안쪽으로 휜 X자형 다리건 기본적으로 실천해야 하는 프로그램은 같습니다. 엉덩이관절과 무릎, 발목 등 틀어진 관절을 바로잡는 것과 유형별 다리 교정운동이 병행되어야 볼륨과 탄력을 갖춘 곧은 다리를 만들 수 있습니다.

곧고 쭉 뻗은 다리 만드는 교정 스트레칭

본 프로그램은 엉덩이관절 바로잡기, 무릎관절 바로잡기, 발목관절 바로잡기, 가늘고 섬세한 근육 만들기 등 4개 부문으로 나누어져 있다. 각각의 부문은 모두 5개의 동작으로 구성되어 있으며, 운동기간이 길어짐에 따라 강도를 점차 높여가도록 설계되어 있다.

밖으로 휜 O자형 다리를 위한 맞춤 프로그램

O자형 다리를 위한 맞춤 프로그램은 5개의 동작으로 구성되어 있다. 자신의 다리가 'O자형 다리'라고 할 만큼 크게 휘지 않았더라도 발을 붙이고 섰을 때 허벅지, 무릎, 종아리, 복사뼈 등 네 곳이 딱 붙지 않고 틈이 벌어진다면 O자형 다리를 위한 프로그램을 실천하는 것이 좋다.

안으로 휜 X자형 다리를 위한 맞춤 프로그램

X자형 다리를 위한 맞춤 프로그램 역시 5개의 동작으로 구성되어 있다. 허벅지가 굵은 사람, 평소 다리를 W자로 자주 앉는 사람, 무릎 아래만 이용해서 걷는 버릇이 있는 사람은 X자형 다리를 위한 프로그램을 실천하는 것이 좋다. 다리가 가는데도 X자형 다리라면 엉덩이관절이나 골반이 비틀려 있을 가능성이 높기 때문에 엉덩이관절 바로잡기 동작들을 더욱 적극적으로 실천하는 것이 좋다.

관절별 스트레스지수 체크하기

자신의 다리 부위 중 어느 부위에 문제가 있는지 정확히 알고 운동하는 것은 운동의 효과를 높이는 데 매우 중요한 역할을 합니다. 자신의 신체 부위 중 스트레스를 가장 많이 받는 부위가 어디인지 확인해보세요!

hip joint
스트레스 부위 : 엉덩이관절

- ☐ 엉덩이관절이 자주 아프다.
- ☐ 종아리에 비해 허벅지가 유난히 굵다.
- ☐ 몸에 비해 엉덩이에 군살이 붙었다.
- ☐ 무릎 방향이 정면이 아니다.
- ☐ 두 발을 맞붙이면 무릎이 붙지 않는다.
- ☐ 하반신이 찬 편이다.
- ☐ 하반신이 쉽게 피로해진다.
- ☐ 다리가 잘 붓는 편이다.
- ☐ 다리에 기운이 없다.
- ☐ 좌골신경통이 있다.
- ☐ 다리를 넓게 벌리기 어렵다.
- ☐ 상체를 앞으로 숙이기 힘들다.

ankle
스트레스 부위 : 발목관절

- ☐ 발목에 통증이나 피로감을 느낀다.
- ☐ 발목을 자주 삔다.
- ☐ 발목이 딱딱하고 뻣뻣한 느낌이 든다.
- ☐ 발목이 다른 부위에 비해 두껍다.
- ☐ 걸을 때 발등이나 발바닥이 아프다.
- ☐ 발바닥이 평발이다.
- ☐ 새끼발가락이 안으로 휘었다.
- ☐ 무릎 아래쪽이 쉽게 붓는다.
- ☐ 무릎 방향이 정면이 아니다.
- ☐ 종아리가 자주 당기는 편이다.
- ☐ 두 발을 맞붙이면 종아리가 붙지 않는다.
- ☐ 신발 바닥 닳는 모양이 불균형하다.

knee
스트레스 부위 : 무릎관절

- ☐ 무릎관절이 유난히 두드러져 보인다.
- ☐ 무릎이 자주 아프다.
- ☐ 종종 무릎이 빠지는 것처럼 아프다.
- ☐ 앉았다 일어나면 무릎에서 소리가 난다.
- ☐ 무릎부터 발목 사이가 O자형 다리다.
- ☐ 무릎 방향이 정면이 아니다.
- ☐ 책상다리를 하는 것이 어렵다.
- ☐ 하지에 정맥류가 있다.
- ☐ 무릎 아래 부위가 쉽게 붓는다.
- ☐ 발이 자주 저린다.
- ☐ 발끝이 항상 찬 편이다.
- ☐ 허벅지보다 무릎 아래쪽이 더 피곤하다.

Advice

엉덩이관절, 무릎관절, 발목관절 등 세 부위 중 가장 많이 체크된 부위가 당신의 다리 중에서 스트레스를 가장 많이 받는 곳이라고 할 수 있습니다. 이 부위가 약해져서 다리가 휘었을 가능성이 높기 때문에 해당 부위 운동을 할 때 더욱 세심하게 신경 쓰는 것이 좋습니다.

10주 완성 프로그램 동작 가이드

앞에서 익힌 동작을 10주 정도 꾸준히 실천해나가면 지금보다 한결 곧고 아름다운 다리를 만들 수 있습니다. '휜다리클리닉'에 있는 전문적인 도구나 치료법을 활용할 수 없는 만큼, 체조를 보다 정확한 동작으로 꾸준히 해나가는 것이 중요합니다.

기본 가이드
- 모든 동작은 좌우 각각 같은 횟수로 실시한다.
- 좌우 어느 쪽부터 실시하는지는 중요하지 않다.
- 운동 횟수보다 중요한 것이 정확한 동작이다.
- 운동은 매일 규칙적인 시간에, 조금씩 강도를 높여가면서 한다.

운동 횟수
- 기본운동은 동작에 따라 7회, 또는 좌우 각각 7회 반복을 원칙으로 한다.
- 동작이 익숙해지면 같은 동작을 좌우 번갈아가며 3세트 반복한다.
- 운동기간이 늘어나면 운동 횟수를 10회, 15회 반복, 3세트까지 늘려나간다.
- 운동 횟수는 '조금 힘들다'는 느낌이 들 때까지 하는 것이 좋다.
- 지나치게 힘들 때까지 하는 것은 운동에 대한 의욕을 저하시킨다.

자세 유지하기
- 자세를 만든 뒤에는 5초 정도 유지하는 것이 기본이다.
- 운동기간이 늘어나면 버티는 시간을 7초에서 10초, 15초까지 늘려나간다.
- 자세를 유지하는 시간은 자신의 체력을 고려하여 조정한다.
- 너무 힘들어서 자세가 흐트러질 정도로 버티면 안 된다.

호흡방법
- 몸을 움직여 동작을 만들 때는 주로 호흡을 내쉬는 것이 원칙이다.
- 동작을 만든 뒤에는 지시에 따라 호흡을 멈추거나 자연스럽게 호흡한다.
- 준비자세로 돌아올 때는 주로 호흡을 내쉬는 것이 원칙이다.
- 동작을 반복할 때는 지시에 따라 연속적으로, 또는 몇 초간 쉬었다 반복한다.

10주 완성 프로그램 실천 가이드

운동시간을 정해놓고 날마다 같은 시간에, 꾸준히 반복하면 운동효과를 높일 수 있습니다. 일주일에 한 번 정도 자신의 다리가 어떻게 변화해가고 있는지 측정해보면 운동 의지를 다지는 데 도움이 될 것입니다. 10주 후엔 반드시 한결 곧고 아름다운 다리를 갖게 될 것이라고 믿고 운동하도록 하세요.

10Weeks Program

운동기간	유지시간	운동 횟수
운동 1주차	5초	좌우 각각 7회 반복×3세트
운동 2주차	5초	좌우 각각 7회 반복×3세트
운동 3주차	7초	좌우 각각 7회 반복×3세트
운동 4주차	10초	좌우 각각 7회 반복×3세트
운동 5주차	7초	좌우 각각 10회 반복×3세트
운동 6주차	10초	좌우 각각 10회 반복×3세트
운동 7주차	15초	좌우 각각 10회 반복×3세트
운동 8주차	10초	좌우 각각 15회 반복×3세트
운동 9주차	15초	좌우 각각 15회 반복×3세트
운동 10주차	15초	좌우 각각 15회 반복×3세트

▶ 프로그램의 구성

10Weeks Program I _ O자형 다리
- 곧고 아름다운 다리 만들기 동작 20개
- O자형 다리를 위한 맞춤 동작 5개

10Weeks Program II _ X자형 다리
- 곧고 아름다운 다리 만들기 동작 20개
- X자형 다리를 위한 맞춤 동작 5개

※ 자신의 다리가 O자형이나 X자형이라고 해도 엉덩이관절과 무릎관절, 발목관절, 근육 바로잡기 등 기본동작을 모두 실시한 뒤에 맞춤 동작을 실시하세요!

10Weeks Program I
O자형 다리

O자형 다리를 위한 교정 스트레칭 25개 동작입니다. 운동시간에 맞춰 동작 유지 시간과 운동 횟수를 조절하세요. 모든 동작은 '조금 힘들다'는 느낌이 들 때 멈추는 것이 좋습니다. 하지만 시간이나 횟수보다 더 중요한 것은 정확한 동작이라는 것을 기억하세요!

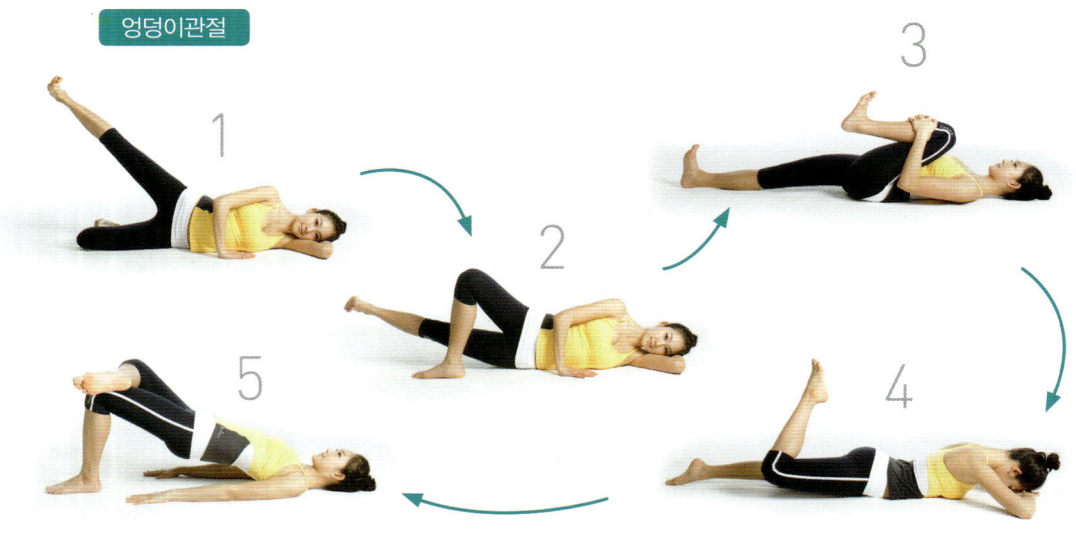

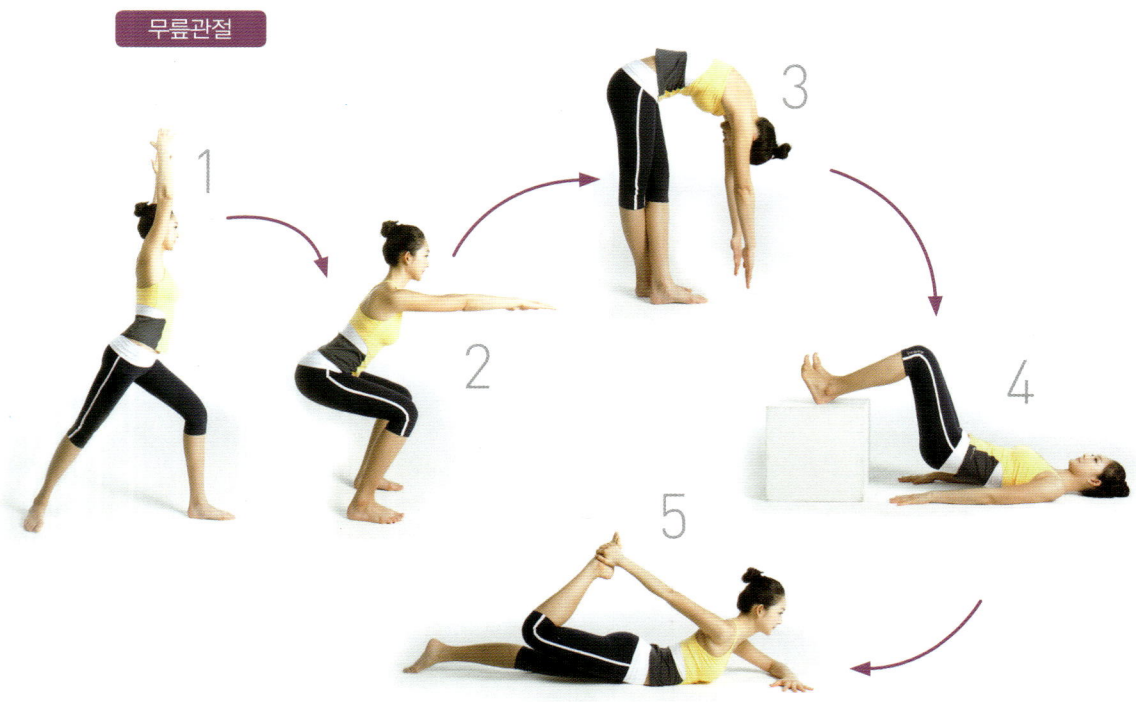

발목관절

잔근육

O자형 다리

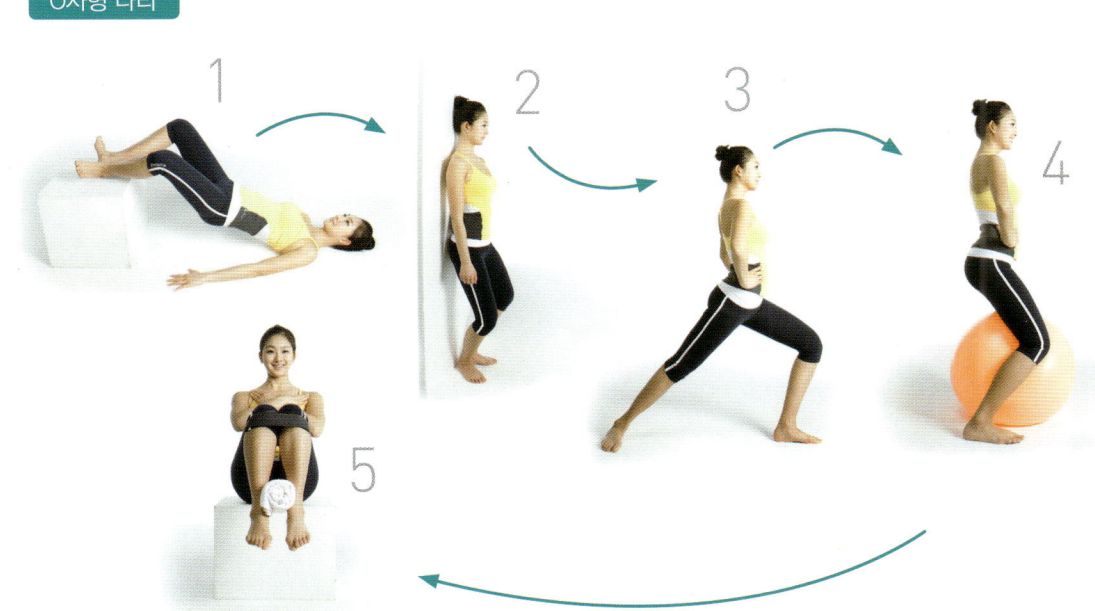

10Weeks Program II
X자형 다리

X자형 다리를 위한 교정 스트레칭 25개 동작입니다. 운동시간에 맞춰 동작 유지 시간과 운동 횟수를 조절하세요. 모든 동작은 '조금 힘들다'는 느낌이 들 때 멈추는 것이 좋습니다. 하지만 시간이나 횟수보다 더 중요한 것은 정확한 동작이라는 것을 기억하세요!

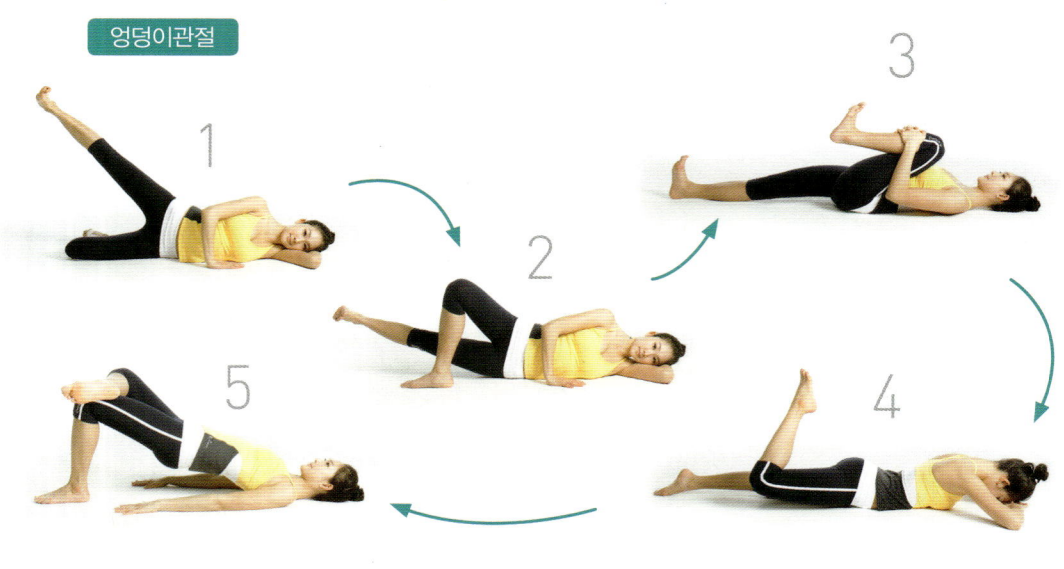

엉덩이관절

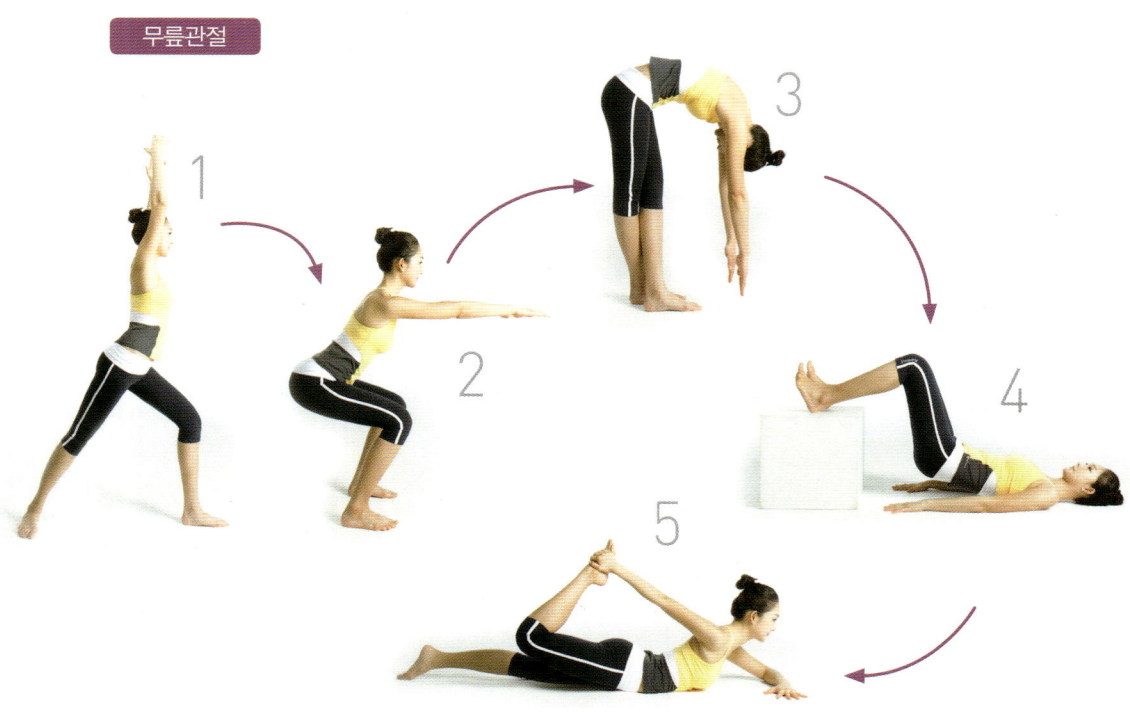

무릎관절

발목관절

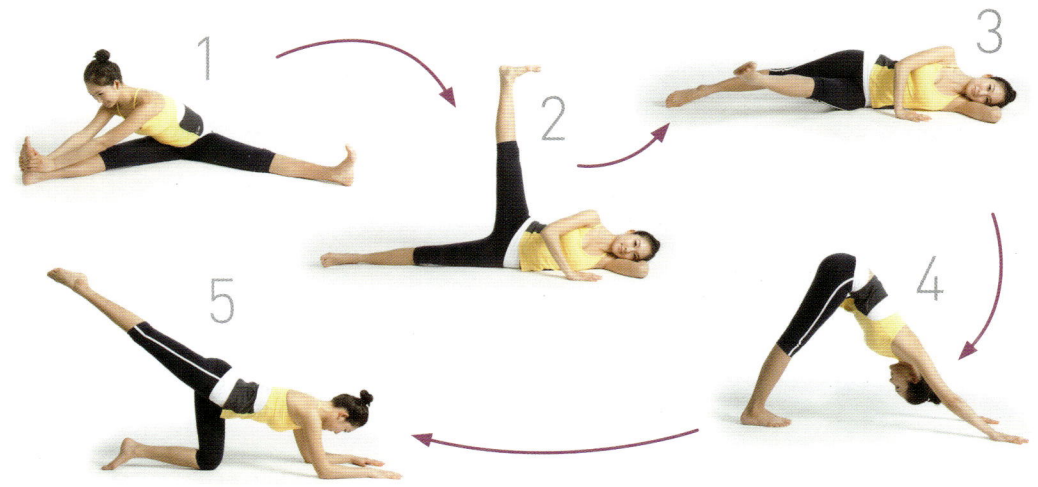

잔근육

X자형 다리

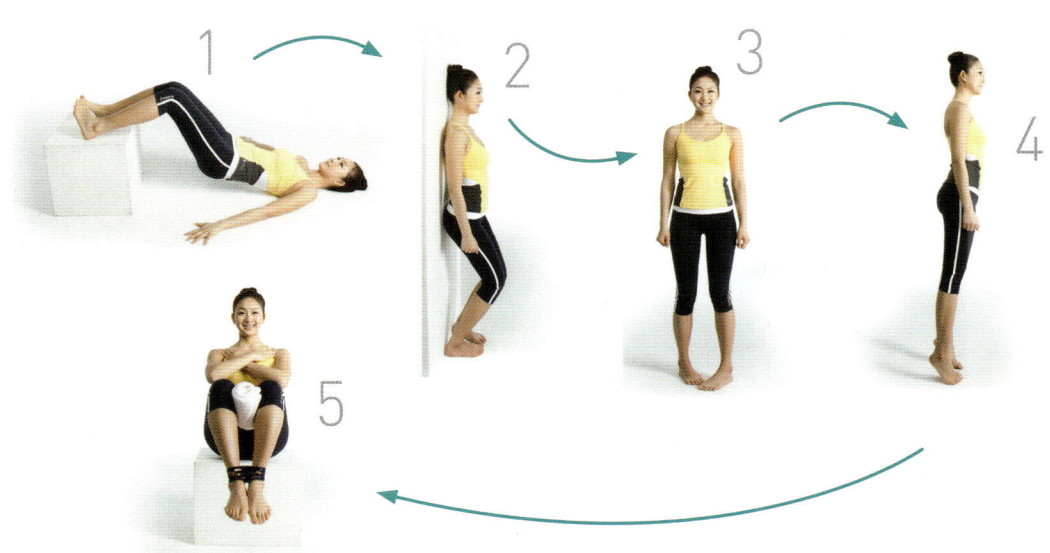

부록

다리가 길어 보이는 힙업체조

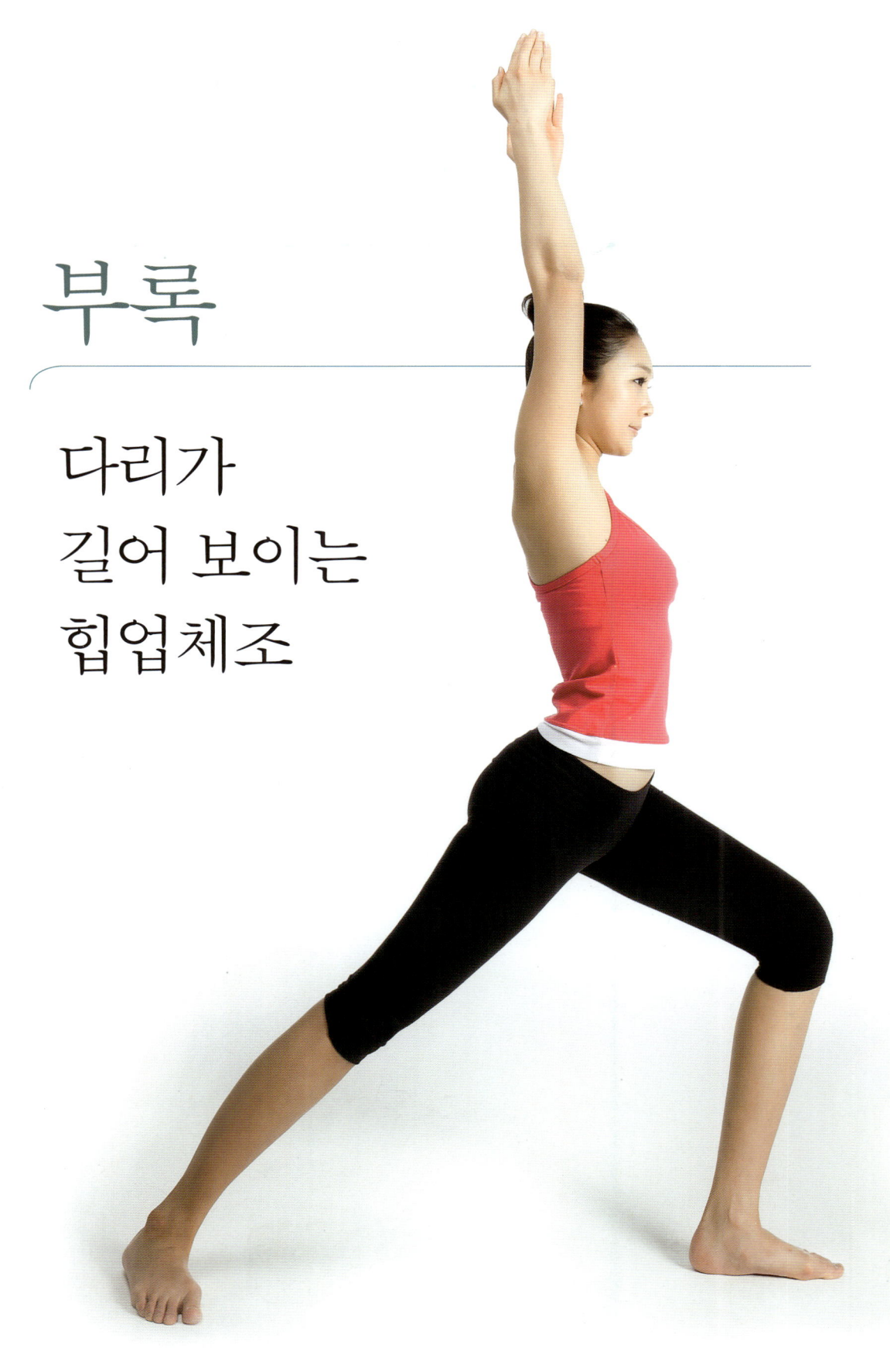

01 바닥에 누워서 **허리 들어올리기**

운동 횟수 7회

운동 효과 힙업

> **Point!**
> 동작을 반복할 때는 3초 정도 쉬고 이어서 실시한다.

❶ 바닥에 누워 발목을 끌어당기고 양손을 배 위에 가볍게 올린다.
❷ 뒤꿈치 힘으로 허리를 들어올리는데, 엉덩이와 종아리, 등 아랫부분까지 완전히 들리도록 한다.
❸ 이때 항문에 힘을 주어 괄약근을 조여주면 더욱 좋다.
❹ 허리를 들어올린 상태에서 호흡을 멈춘다.
❺ 5초 정도 자세를 유지한 뒤 천천히 숨을 내쉬면서 준비자세로 돌아온다.
❻ 7회 반복한다.

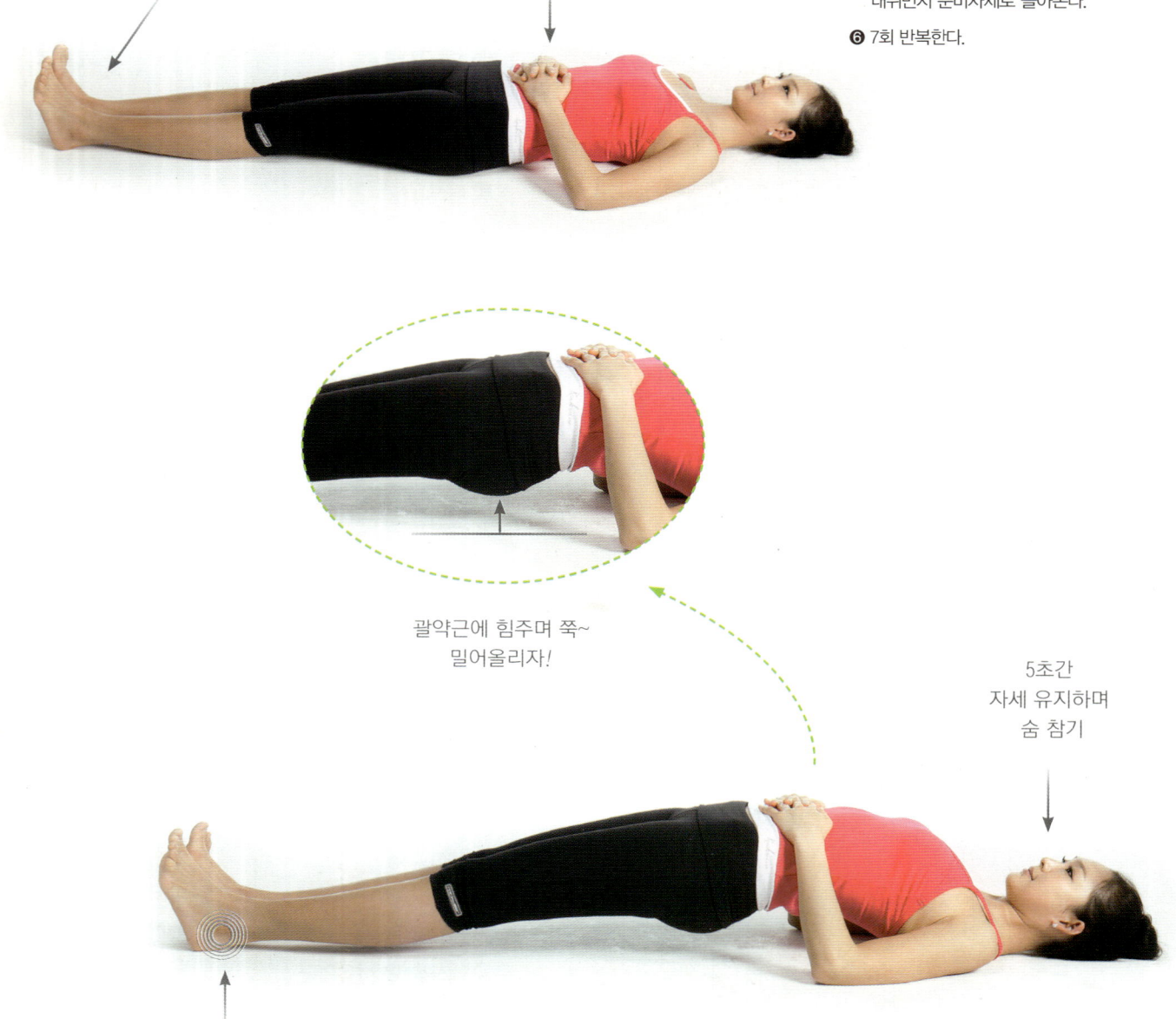

발목을 바짝 당겨 플렉스!

양손은 배 위에…

괄약근에 힘주며 쭉~ 밀어올리자!

5초간 자세 유지하며 숨 참기

뒤꿈치로 버티세요!

02 바닥에 엎드려 **다리 구부려 들어올리기**

운동 횟수
좌우 각각 7회

운동 효과
힙 업

Point!
동작을 할 때는 중간에 쉬지 말고 연속동작으로 이어서 실시한다.

❶ 바닥에 엎드려 양손을 모아 이마를 받친다.
❷ 두 다리는 자연스럽게 벌려 아래로 쭉 편다.
❸ 한쪽 다리를 직각으로 구부린 뒤 호흡을 내쉬며 다리 전체를 들어올린다.
❹ 이때 발목은 자연스럽게 따라 움직이되, 골반이 돌아가지 않도록 주의해야 운동효과가 있다.
❺ 호흡을 멈춘 채 5초 정도 자세를 유지한 뒤 천천히 준비자세로 돌아온다.
❻ 7회 반복한 뒤 방향을 바꿔 반대쪽도 같은 방법으로 실시한다.

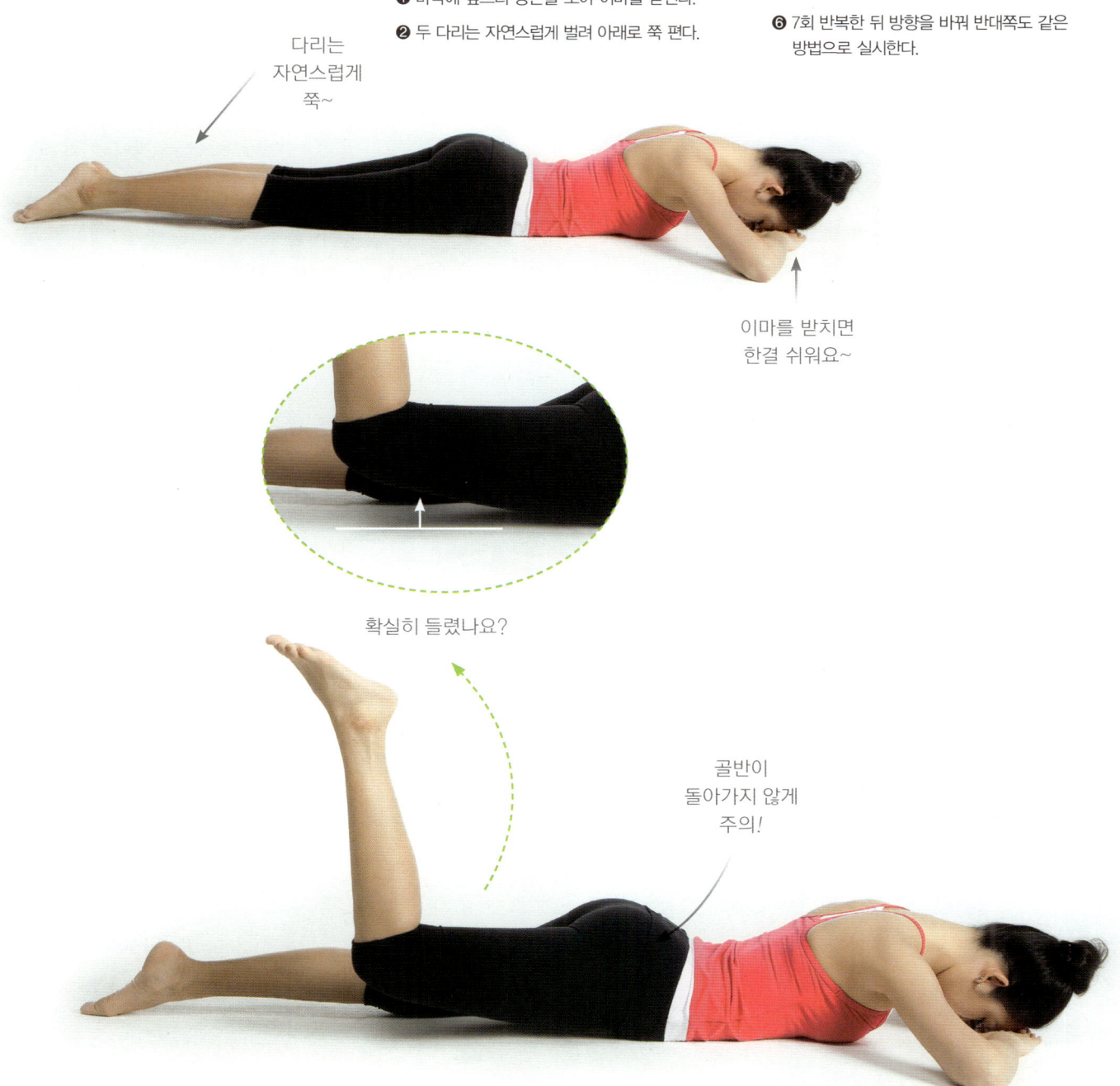

다리는 자연스럽게 쭉~

이마를 받치면 한결 쉬워요~

확실히 들렸나요?

골반이 돌아가지 않게 주의!

03 고양이자세로 엎드려 다리 뻗어 올리기

운동 횟수 좌우 각각 7회

운동 효과 힙 업

Point!
동작을 할 때는 중간에 쉬지 말고 연속동작으로 이어서 실시한다.

❶ 무릎과 팔꿈치를 바닥에 대고 고양이자세를 잡는다.
❷ 이때 머리가 엉덩이보다 낮게 위치하도록 상체를 살짝 숙인다.
❸ 한쪽 다리를 펴며 사선 위를 향하여 일직선으로 뻗어준다.
❹ 발목을 가볍게 포인트해서 발등까지 길게 편다.
❺ 호흡을 멈추고 5초 정도 자세를 유지한 뒤 준비자세로 돌아온다.
❻ 7회 반복한 뒤 방향을 바꿔 반대쪽도 같은 방법으로 실시한다.

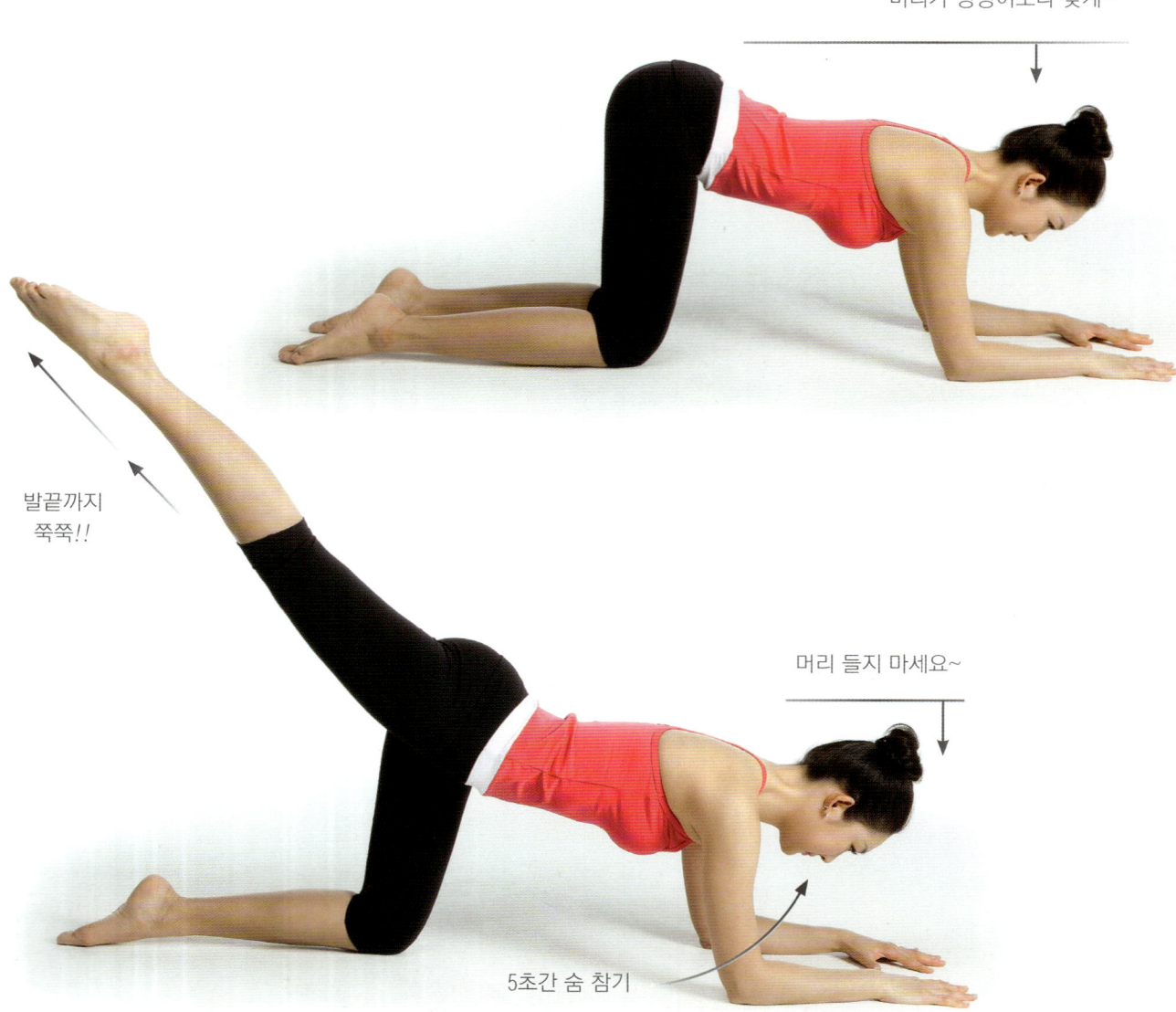

머리가 엉덩이보다 낮게…

발끝까지 쭉쭉!!

머리 들지 마세요~

5초간 숨 참기

04 한쪽 다리 걸치고 **누워서 엉덩이 들어올리기**

운동 횟수
좌우 각각 7회

운동 효과
힙 업

> **Point !**
> 동작을 할 때는 3초간 쉬고 이어서 실시한다.

❶ 무릎을 세우고 바닥에 눕는다.
❷ 한쪽 다리를 들어올려 복사뼈가 반대편 무릎 위에 닿도록 걸친다.
❸ 이때 양팔은 자연스럽게 뻗어 손바닥으로 바닥을 짚어 균형을 잡는다.
❹ 호흡을 멈추고 엉덩이를 들어올려 세운 무릎과 몸통이 일직선을 이루게 만든다.
❺ 이때 위에 걸치고 있는 다리는 최대한 바닥 쪽으로 누른다.
❻ 호흡을 멈춘 채 5초 정도 자세를 유지한다.
❼ 숨을 내쉬며 천천히 준비자세로 돌아온다.
❽ 7회 반복한 뒤 다리를 바꿔 반대쪽도 같은 방법으로 실시한다.

복사뼈를 맞은편 무릎 위에…

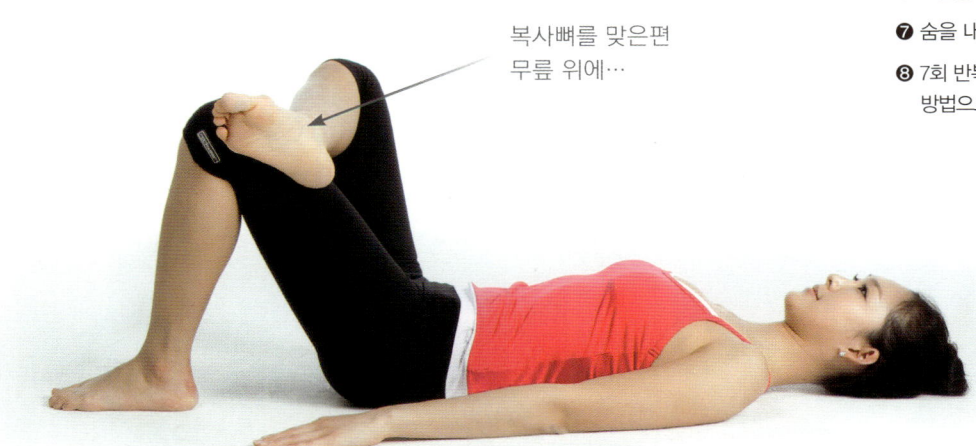

무릎을 아래로 누르고…

몸통과 무릎이 일직선!

5초간 숨 참기

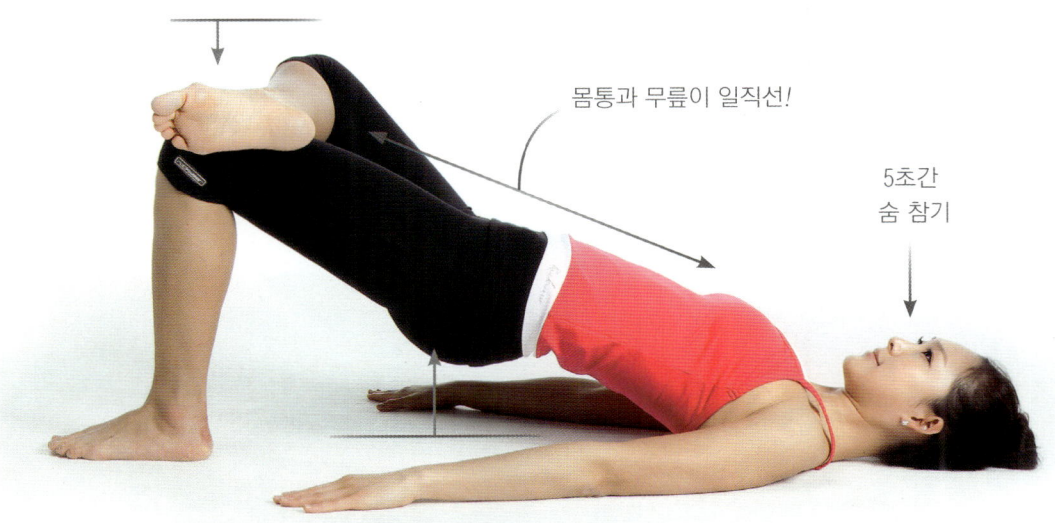

쭉 들어올리세요~

05 한다리 옆으로 내딛고 **팔 뻗어 올리며 무릎 굽히기**

운동 횟수 좌우 각각 7회

운동 효과 힙 업

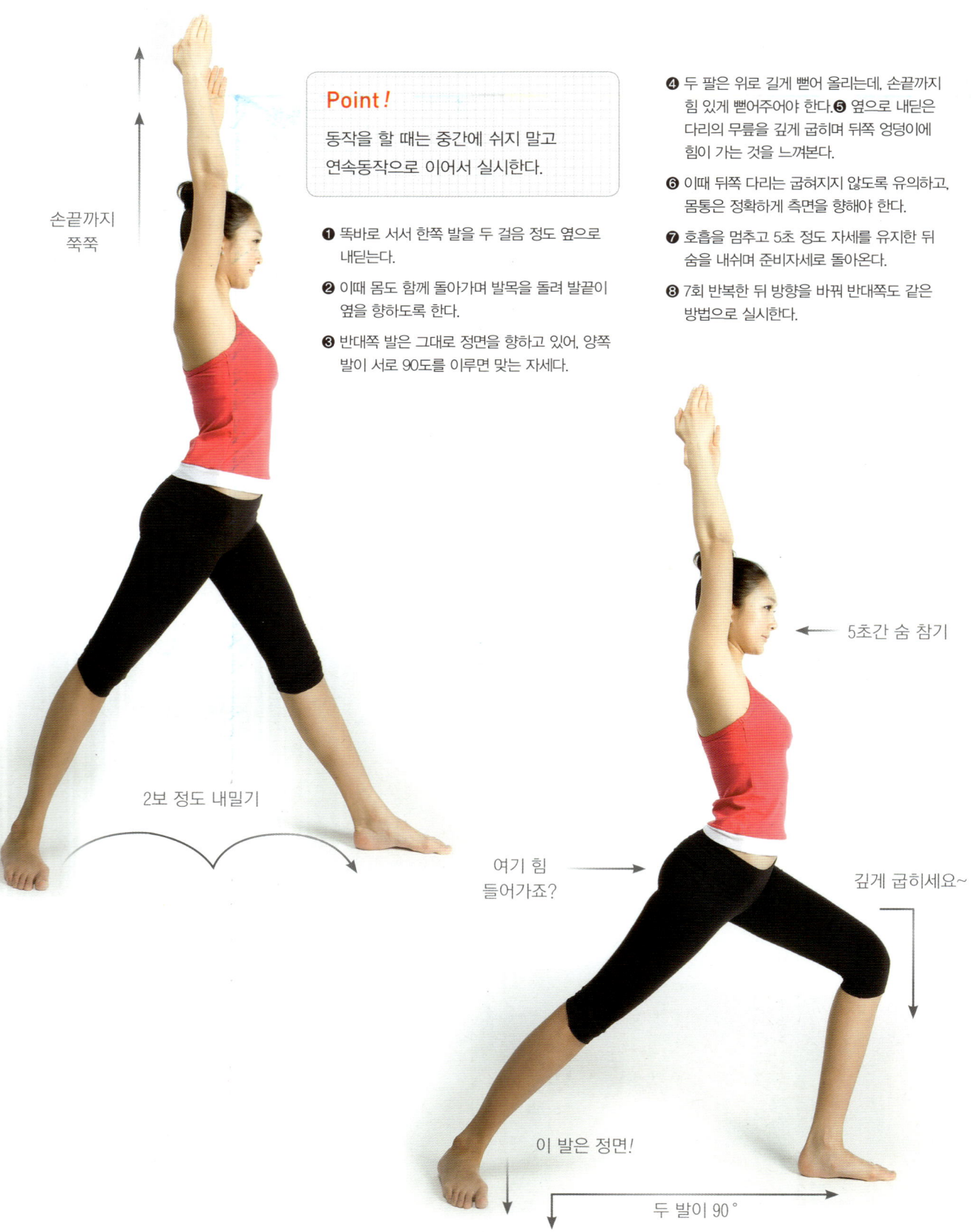

Point !
동작을 할 때는 중간에 쉬지 말고 연속동작으로 이어서 실시한다.

❶ 똑바로 서서 한쪽 발을 두 걸음 정도 옆으로 내딛는다.

❷ 이때 몸도 함께 돌아가며 발목을 돌려 발끝이 옆을 향하도록 한다.

❸ 반대쪽 발은 그대로 정면을 향하고 있어, 양쪽 발이 서로 90도를 이루면 맞는 자세다.

❹ 두 팔은 위로 길게 뻗어 올리는데, 손끝까지 힘 있게 뻗어주어야 한다. ❺ 옆으로 내딛은 다리의 무릎을 깊게 굽히며 뒤쪽 엉덩이에 힘이 가는 것을 느껴본다.

❻ 이때 뒤쪽 다리는 굽혀지지 않도록 유의하고, 몸통은 정확하게 측면을 향해야 한다.

❼ 호흡을 멈추고 5초 정도 자세를 유지한 뒤 숨을 내쉬며 준비자세로 돌아온다.

❽ 7회 반복한 뒤 방향을 바꿔 반대쪽도 같은 방법으로 실시한다.

손끝까지 쭉쭉

2보 정도 내밀기

여기 힘 들어가죠?

5초간 숨 참기

깊게 굽히세요~

이 발은 정면!

두 발이 90°